sur rue des mêmes Hôpitaux
Lauréat de l'École de Médecine
(Concours 1906)
...

CONTRIBUTION A L'ÉTUDE

DU TRAITEMENT DES

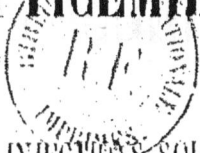

SEPTICÉMIES GANGRÉNEUSES

PAR LES

INJECTIONS SOUS-CUTANÉES D'EAU OXYGÉNÉE

PAR

Frédéric ARNAUD

DOCTEUR EN MÉDECINE
INTERNE DES HOPITAUX DE MARSEILLE

———✦———

MONTPELLIER
IMPRIMERIE FIRMIN, MONTANE ET SICARDI
Rue Ferdinand-Fabre et quai du Verdanson
———
1909

8:T62
c
22

CONTRIBUTION A L'ÉTUDE

DU TRAITEMENT DES

SEPTICÉMIES GANGRÉNEUSES

PAR LES

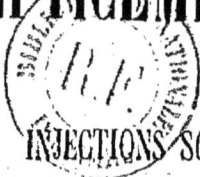

INJECTIONS SOUS-CUTANÉES D'EAU OXYGÉNÉE

PAR

Frédéric ARNAUD

DOCTEUR EN MÉDECINE
INTERNE DES HOPITAUX DE MARSEILLE
LAURÉAT DE L'ÉCOLE DE MÉDECINE

MONTPELLIER
IMPRIMERIE FIRMIN, MONTANE ET SICARDI
Rue Ferdinand-Fabre et quai du Verdanson
1909

PERSONNEL DE LA FACULTÉ

MM. MAIRET (✻) . . . . DOYEN
SARDA . . . . ASSESSEUR

Professeurs

Clinique médicale	MM. GRASSET (✻)
	Chargé de l'enseignt de pathol. et thérap. génér.
Clinique chirurgicale	TÉDENAT (✻).
Thérapeutique et matière médicale. . . .	HAMELIN (✻)
Clinique médicale	CARRIEU.
Clinique des maladies mentales et nerv.	MAIRET (✻).
Physique médicale.	IMBERT.
Botanique et hist. nat. méd.	GRANEL.
Clinique chirurgicale.	FORGUE (✻).
Clinique ophtalmologique.	TRUC (✻).
Chimie médicale.	VILLE.
Physiologie.	HEDON.
Histologie	VIALLETON.
Pathologie interne	DUCAMP.
Anatomie.	GILIS.
Clinique chirurgicale infantile et orthop.	ESTOR.
Microbiologie	RODET.
Médecine légale et toxicologie	SARDA.
Clinique des maladies des enfants	BAUMEL.
Anatomie pathologique	BOSC.
Hygiène.	BERTIN-SANS (H.)
Pathologie et thérapeutique générales . .	RAUZIER.
	Chargé de l'enseignement de la clinique médicale.
Clinique obstétricale.	VALLOIS.

Professeurs adjoints : MM. DE ROUVILLE, PUECH, MOURET
Doyen honoraire : M. VIALLETON
Professeurs honoraires : MM. E. BERTIN-SANS (✻), GRYNFELTT
M. H. GOT, Secrétaire honoraire

Chargés de Cours complémentaires

Clinique ann. des mal. syphil. et cutanées	MM. VEDEL, agrégé.
Clinique annexe des mal. des vieillards. .	VIRES, agrégé.
Pathologie externe	LAPEYRE, agr. lib.
Clinique gynécologique.	DE ROUVILLE, prof. adj.
Accouchements	PUECH, Prof. adj.
Clinique des maladies des voies urinaires	JEANBRAU, agr.
Clinique d'oto-rhino-laryngologie	MOURET, Prof. adj.
Médecine opératoire.	SOUBEYRAN, agrégé.

Agrégés en exercice

MM. GALAVIELLE	MM. SOUBEYRAN	MM. LEENHARDT
VIRES	GUERIN	GAUSSEL
VEDEL	GAGNIERE	RICHE
JEANBRAU	GRYNFELTT Ed	CABANNES
POUJOL	LAGRIFFOUL.	DERRIEN

M. IZARD, secrétaire.

Examinateurs de la Thèse

MM. FORGUE ✻, président	JEANBRAU, agrégé.
ESTOR, professeur.	LEENHARDT, agrégé.

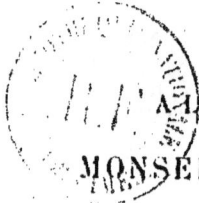

A LA MÉMOIRE DE MON ONCLE

MONSEIGNEUR EUGÈNE ARNAUD

ANCIEN ÉVÊQUE DE FRÉJUS ET TOULON
CHEVALIER DE LA LÉGION D'HONNEUR

A MON GRAND-PÈRE

A MON PÈRE ET A MA MÈRE

Témoignage d'amour et de respect.

A MA SOEUR

F. ARNAUD.

A MES MAITRES

DE L'ÉCOLE ET DES HOPITAUX DE MARSEILLE

A MONSIEUR LE PROFESSEUR QUEIREL

DIRECTEUR DE L'ÉCOLE DE MÉDECINE
PROFESSEUR DE CLINIQUE OBSTÉTRICALE

A MONSIEUR LE DOCTEUR PLUYETTE

CHIRURGIEN DES HOPITAUX

A MONSIEUR LE DOCTEUR PAGLIANO

MÉDECIN DES HOPITAUX

F. ARNAUD.

A MES PARENTS

A MES CAMARADES D'INTERNAT

A MES AMIS

F. ARNAUD.

A MON PRÉSIDENT DE THÈSE

MONSIEUR LE PROFESSEUR FORGUE

PROFESSEUR DE CLINIQUE CHIRURGICALE

F. ARNAUD.

Avant de terminer notre dernier acte de scolarité en présentant à nos Juges ce modeste travail, il nous reste un devoir à remplir : devoir de reconnaissance envers nos Parents, nos Maîtres et nos Amis.

Merci à nos Parents pour leurs immenses sacrifices et pour le grand amour qu'ils nous ont toujours témoigné.

Nos Maîtres des Hôpitaux et de l'Ecole de Marseille nous ont toujours montré beaucoup d'estime et de bienveillance. Grâce à eux nous avons appris à connaître et à aimer notre art.

Nous remercions plus particulièrement M. le professeur Queirel, directeur de l'Ecole de médecine, à qui nous devons toutes nos connaissances en obstétrique. MM. les professeurs D'Astros et Imbert nous ont donné un précieux enseignement clinique, durant le temps de notre externat.

M. le docteur Pagliano, médecin des Hôpitaux, nous a accueilli avec bonté et nous a initié avec beaucoup de science à l'art de l'auscultation.

M. le docteur Pluyette, chirurgien des Hôpitaux, dans le service de qui nous avons été externe, puis interne, nous a inspiré le sujet de cette thèse et a mis à notre disposition ses observations ; qu'il veuille bien agréer l'hommage de notre profonde gratitude.

Ayant l'honneur, depuis deux ans, d'être le collaborateur de MM. les docteurs Roux, de Brignoles, et Laplane, médecins du Lycée de garçons de Marseille, nous tenons à les remercier ici de leur bienveillance et de leurs conseils.

Nos camarades savent avec quels regrets nous les quittons, en terminant notre vie de bohème et d'étudiant. Ils ont toujours été bons pour nous et compatissants aux heures difficiles de l'existence. Comprendront encore mieux notre pensée ceux qui ont lutté pour vivre, ceux qui, comme nous, peu fortunés, ont connu les désagréables heures de la surveillance des études et des dortoirs, où l'on comprend alors pourquoi notre pion, parfois, pleurait.

M. le professeur Forgue nous a fait le très grand honneur d'accepter la présidence de notre thèse ; qu'il daigne recevoir l'hommage de notre respectueuse gratitude.

CONTRIBUTION A L'ÉTUDE

DU TRAITEMENT DES

SEPTICÉMIES GANGRÉNEUSES

PAR LES

INJECTIONS SOUS-CUTANÉES D'EAU OXYGÉNÉE

Le traitement de la septicémie gangréneuse par les injections sous-cutanées d'eau oxygénée, qui fera l'objet de cette thèse, a été appliqué pour la première fois, en 1900, par notre maître, M. le docteur Pluyette, chirurgien des Hôpitaux de Marseille. Ce fut dans un cas de septicémie suraiguë, complication d'une plaie par arme à feu de la cuisse droite, et le malade guérit. L'observation de ce cas fut publiée dans le *Marseille Médical* de mars 1900 et fit l'objet d'une communication de M. le professeur Terrier à la Société de Chirurgie de Paris.

« Déjà on a signalé dans cette enceinte, disait-il, les avantages qu'on a pu retirer de l'emploi de l'eau oxygénée en lavages. M. Pluyette y a ajouté les injections interstitielles sous-cutanées. En présence d'accidents de septicémie gangréneuse, je crois donc devoir conseiller d'imiter la pratique de notre confrère des Hôpitaux de Marseille. »

Ces articles furent lus avec intérêt dans les milieux médicaux ; mais il n'y avait qu'une observation, le procédé était nouveau, et l'on n'a pas tous les jours l'occasion de voir éclore cette complication des plaies.

Aussi n'avons-nous connaissance qu'aucune observation de gangrène gazeuse ait été publiée depuis, avec guérison par ce traitement.

L'idée qui avait guidé notre maître était cependant excellente.

L'antisepsie, comme la sérothérapie, consistent à mettre l'agent pathogène microbien dans un milieu qui lui est défavorable ou de transformer le milieu où il se cultive en milieu nocif.

On sait que le bacille de Ducrey ne se développe plus et meurt à 45 degrés ; on fait prendre un bain local chaud au chancrelleux.

Les streptocoques vont se développer dans une plaie infectée ; on y verse une solution sublimée ou phéniquée, qui leur sera mortelle.

Les toxines tétaniques ou diphtériques menacent d'envahir l'économie ; on augmente la résistance du malade à l'infection par du sérum antibactérien.

Un microbe est anaérobie ; donnez-lui l'oxygène qui le tue.

L'indication nosologique est formelle ; c'est la base de l'antisepsie.

Mais, de même qu'il y a des bacilles divers, il peut y avoir des antiseptiques plus ou moins actifs dans des cas donnés, nous dirons même des antiseptiques spécifiques.

Or, dans le cas de gangrène gazeuse, nous croyons être autorisé à dire que l'eau oxygénée est l'antiseptique de choix, surtout employée en injections sous-cutanées.

Nous nous proposons donc, dans le premier chapitre, de

montrer la valeur antiseptique de l'eau oxygénée dans cette affection, que nous verrons due à un anaérobie.

Dans un deuxième chapitre, nous publierons des observations inédites, où l'on constatera les succès de la méthode.

Le troisième chapitre sera consacré à la thérapeutique de cette grave septicémie et à la technique définitivement adoptée.

Enfin, dans nos conclusions, nous résumerons cette étude en quelques propositions.

CHAPITRE PREMIER

DE LA VALEUR ANTISEPTIQUE DE L'EAU OXYGÉNÉE SUR LES ANAÉROBIES AGENTS DES SEPTICÉMIES GANGRÉNEUSES

L'eau oxygénée, découverte par Thénard en 1818, et employée pour la première fois d'une façon systématique pour le pansement des plaies par Baldy, en 1879, dans le service de Péan, est un médicament puissant et énergique, dont le pouvoir antiseptique et hémostatique est considérable.

L'eau oxygénée s'emploie en thérapeutique à dix ou douze volumes. Son pouvoir antiseptique a été démontré par les travaux de Nocard, d'Arloing, d'Altenhofer (1890), de Chamberland (1893), de Touchard (1893).

Sa toxicité est indéterminée : Regnard (1853) et Laborde (1885), ont fait l'un et l'autre des expériences démontrant, pour l'un le danger, pour l'autre l'innocuité de son introduction dans la circulation. Quoi qu'il en soit de son action sur l'organisme, il semble prouvé actuellement que l'eau oxygénée, bien préparée, peut être employée sans danger dans la thérapeutique chirurgicale: pansement des plaies, nettoyage des cavités septiques, et jamais nous n'avons eu d'accidents en injections sous-cutanées, même avec des quantités de 30 à 50 centimètres cubes par séance, et cela pendant 10, 15, 30 et même 45 jours.

Ce sont les propriétés antiseptiques du bioxyde d'hydrogène, avec leurs heureuses influences sur les plaies atones, qui tout d'abord attirèrent l'attention des chirurgiens. Dès 1862, Jules Guérin signale son action excitante ; en 1869, Schmitt insiste sur les propriétés antiputrides, mais il faut arriver aux expériences et aux applications de Baldy pour voir entrer l'eau oxygénée dans la thérapeutique chirurgicale courante.

A cette époque, plusieurs thèses intéressantes parurent sur la question, notamment celle de Larrivé et de Barbo-Jain.

Après quelques années de vogue, ce nouvel agent fût bientôt délaissé et passa dans la thérapeutique étrangère, où il donna des succès surprenants, surtout en oto-rhinologie.

Lucas-Championnière a fait, en 1898, une importante communication à l'Académie de Médecine sur la valeur de l'eau oxygénée et sur ses emplois en chirurgie. Cette communication est venue confirmer les premiers essais de Baldy en 1879.

En gynécologie, Lucas-Championnière s'en sert pour le lavage et la désinfection pré-opératoire des cavités avant l'hystérectomie vaginale. Il lui reconnaît comme avantage principal de pénétrer et d'imprégner totalement les tissus, contrairement au sublimé, qui est annihilé au contact des masses albumineuses. C'est ce qui explique les insuccès du sublimé dans l'antisepsie de certains foyers où, se transformant en albuminate de Hg, il laisse dans la plaie de nombreux germes. L'eau oxygénée n'a pas cet inconvénient.

Cet antiseptique a été essayé pour un nombre très divers d'affections. Dans les maladies de la bouche et des dents, son emploi est fréquent et a rendu de grands services. En effet, dans la bouche, cavité close, se développe une flore où l'on trouve des champignons, des anaérobies; le vibrion septique lui-même peut s'y rencontrer et nous lisons dans la thèse de Négretti, que des forçats, qui mettaient du tartre dentaire dans une plaie pour la faire suppurer, étaient parfois atteints de la terrible complication due au vibrion de Pasteur.

Notons donc, en passant, cette action élective de l'eau oxygénée sur les microbes d'une cavité close.

Tissot, un oto-rhinologiste distingué, concluait de sa pratique de quelques années : « L'eau oxygénée ne produit ni irritation locale, ni érythème, ni phénomènes toxiques ; son application est presque indolore. Elle a une action rapide sur les phénomènes de réparation. En somme, c'est un antiseptique puissant, désodorisant et hémostatique. »

En ce qui concerne l'eau oxygénée employée chirurgicalement contre la septicémie gazeuse, ce n'est qu'en 1898 que nous trouvons la première observation de ce genre.

C'est à Bruxelles que le docteur *Lebesgue* l'employa avec fruit pour le pansement du moignon d'un blessé, amputé pour septicémie gazeuse. Le docteur *Thiriar* s'en sert en 1899, comme agent curateur, concurremment avec le gaz oxygène.

En 1900, le docteur *Puyette* (de Marseille) utilise l'eau oxygénée en pansement et, le premier, fait des injections sous-cutanées de cet antiseptique. La même année, M. le docteur *Dayot*, professeur à l'École de médecine de Rennes, suit, en pratique, le traitement par l'eau oxygénée en pansement.

Le but de tous ces praticiens, en se servant de cet antiseptique, était de lutter plus efficacement contre les anaérobies, auteurs de cette complication redoutable, dont

Salleron avait proclamé « l'incurabilité absolue », et qui
ne donnait, en ces derniers temps, que le nombre déplorable de 5 pour 100 de guérisons.

Tous les travaux de laboratoire ont, en effet, démontré
que, s'il ne faut pas toujours incriminer le vibrion de Pasteur comme cause de la gangrène gazeuse, c'est toujours
un microbe anaérobie qui produit ces graves désordres, locaux et généraux, dont le tableau symptomatique si effrayant est décrit magistralement dans la thèse d'agrégation de M. le professeur Forgue.

Pasteur le premier, dans une communication à l'Académie des sciences, établit la présence dans le sang de
deux animaux trouvés à l'équarrissage de Sours de « vibrions de putréfactions » longs, mobiles, « écartant les
globules du sang dans leur marche onduleuse et rampant », tout à fait distincts de la bactéridie charbonneuse
et déterminant par l'inoculation au cobaye « des désordres épouvantables ».

En 1878, il isole le vibrion septique de la terre végétale,
le cultive sur milieux dépourvus d'oxygène, dans le vide
ou en présence de CO^2 ; en 1881, Koch retrouve dans la
terre et décrit sous le nom de *bacille de l'œdème malin*
le vibrion septique de Pasteur.

Trifaud, en 1884, dans un important travail d'ensemgle, cite les recherches antérieures de Tédenat (thèse de
Paris 1879), qui par inoculations au cobaye de sérosité
d'origine humaine, avait déjà reproduit des désordres rapidement mortels et comparables à ceux observés chez
l'homme, avec présence constante de bacilles sporulés.

De ses recherches personnelles et de 30 inoculations
pratiquées sur le cobaye, il conclut à l'existence constante dans les produits septiques « de bâtonnets longs et
grêles, présentant à l'une ou aux deux extrémités un nu-

cléole » ; il considère ce bacille comme spécifique, mais le distingue du vibrion septique de Pasteur.

A la suite de nombreux cas de septicémie gangréneuse observés dans les services hospitaliers de Lyon, Chauveau et Arloing, en 1884, en font l'étude expérimentale et affirment l'identité de l'agent des gangrènes gazeuses et du vibrion septique de Pasteur.

Forgue, en 1886, confirme les recherches expérimentales de Chauveau et Arloing.

En 1891, paraissent trois intéressantes observations, d'infections gangréneuses publiées par Wicklein, qui, après recherches bactériologiques et inoculations expérimentales, établit la présence dans les trois cas d'un bacille anaérobie, auquel il donne le nom de « *bacillus emphysematis maligni* ».

Au Congrès français de chirurgie de 1892, Gérard-Marchant rapporte un cas de gangrène gazeuse typique avec examen bactériologique de Veillon, concluant à la présence de vibrion septique. Campenon, dans trois cas, rencontre également le vibrion.

Fraenkel, dans diverses publications parues en 1893 et 1899, décrit un bacille qu'il a rencontré dans plusieurs cas d'infection gazeuse : C'est encore un anaérobie strict qu'il nomme « *bacillus phlegmones emphysematosæ* ».

Veillon et Zuber, en 1898, employant une technique spéciale qui facilite l'isolement des anaérobies, trouvent leur « *bacillus perfringens* » encore anaérobie strict.

A noter cependant une publication de Lecène, en juin 1901, qui rapporte l'observation d'un cas de gangrène gazeuse aiguë, mortel en 4 jours, chez un homme de 40 ans. Les recherches de laboratoire ont permis de conclure à la mise en cause d'un bacille *aérobie*.

Nous pouvons donc conclure, après ce coup d'œil ra-

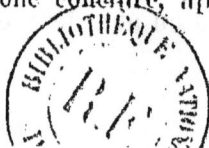

2

pide sur l'histoire bactériologique des gangrènes gazeuses, que dans l'immense majorité des cas, c'est un anaérobie, associé ou non avec d'autres espèces, qui est l'agent de cette affection.

C'est sur ce caractère principal d'anaérobiose que repose toute la thérapeutique chirurgicale de la septicémie. Aussi a-t-on conseillé depuis longtemps déjà les débridements larges de ces plaies souillées et anfractueuses afin qu'elles soient exposées à l'air qui agissait mieux que tous les antiseptiques. Puis on a fait des lavages avec l'eau oxygénée, qui, au contact du sang ou de la sérosité, dégageait l'oxygène meurtrier. Malgré cela, le vibrion anaérobie se cache encore et échappe par endroits à l'action du pansement antiseptique ; c'est alors que Thiriar, de Bruxelles, a l'idée d'opposer à son envahissement rapide une barrière de gaz oxygène ; notre maître, M. Pluyette, en 1900, arrête le processus envahisseur par une barrière d'eau oxygénée et voit guérir son malade. Dans quatre autres cas, le même traitement est institué et trois fois le blessé est arraché à la mort.

Quel est le rôle de l'eau oxygénée ? Comment agit-elle contre le microbe ? Pour pouvoir répondre à cette question, il faudrait que nous possédions des connaissances de physiologie expérimentale très approfondies et cette discussion grave ne peut entrer dans le cadre de cette modeste étude.

Voici cependant quelles sont les opinions de M. Pluyette et de M. Thiriar.

« La septicémie suraiguë ou gangrène gazeuse, dit Pluyette, en commentant sa première observation, a pour agent pathogène le vibrion septique de Pasteur. Me rappelant que celui-ci est anaérobie, j'ai pensé que l'oxygène contenu dans l'eau oxygénée serait meurtrier pour ce dernier ; c'est ce que l'événement a prouvé. Je n'ai donc pas choisi l'eau oxygénée comme un antiseptique supérieur à ceux qu'on utilisait avant lui, mais à cause de son action élective qui en fait un véritable spécifique. »

Le but de M. Thiriar est d'opposer à l'envahissement du vibrion une barrière d'oxygène. « Aux gaz neutres ou toxiques qu'il lance en avant pour favoriser sa marche, dit-il, à l'emphysème gazeux qu'il produit, j'ai opposé un large emphysème oxygéné, en insufflant avec force une quantité d'oxygène dans le tissu cellulaire voisin. Je crois avoir ainsi établi un rempart solide, résistant, pour empêcher le microbe de se développer. On sait, en effet, que l'emphysème produit par les gaz résultant de l'infection septique, précède le microbe, le vibrion de Pasteur, qu'il lui fait un chemin, qu'il favorise son développement, sa virulence, et probablement la production des toxines qui viennent coopérer, dans une certaine mesure, à la désorganisation des tissus, à la putréfaction sur le vivant, comme on l'a si bien dit. » Nous verrons dans l'observation de M. Thirier, citée plus loin (obs. VI), que le résultat obtenu répondit à son attente et montra une fois de plus l'excellence de cette thérapeutique oxygénée.

Une autre hypothèse très séduisante sur l'action antiseptique de l'eau oxygénée, émet l'idée que celle-ci, en se décomposant au sein des tissus, donne naissance à de l'oxygène et à des combinaisons ozoniques, qui ont une action bactéricide énergique ; la démonstration est encore à faire (Corsy).

Enfin, nous donnerons aussi l'explication émise par MM. Féraud et Georges Lambert, notre excellent camarade, qui, dans un travail plein d'érudition sur la stérilisation de l'eau, disaient que, chaque fois qu'il y a état naissant, il se produit des phénomènes de radio-activité.

Or, « ce que nous savons sur la constitution des infiniment petits, sur l'importance du noyau de ces êtres, sur l'assimilation qu'on a pu faire entre l'extrême division de la matière dont ils sont composés et les solutions colloïdales, nous a amené à penser que les microbes pourraient être détruits par une action radio-active, quand celle-ci se produisait dans le milieu où ils vivaient ».

Si l'on admet cette explication, l'oxygène naissant détruirait les bacilles par radio-activité. Quoi qu'il en soit du mécanisme de ce phénomène biologique, l'action bactéricide est incontestable et nous allons montrer, par des observations inédites, les succès de cette thérapeutique.

CHAPITRE II

OBSERVATION PREMIÈRE

Dr Pluyette. Marseille médical, mars 1900.

Maximin M.... facteur des postes, âgé de 57 ans, reçoit le 31 janvier 1900, à 3 heures de l'après-midi. toute la charge d'un fusil de chasse, à bout portant dans la partie moyenne de la cuisse droite, sur la face antéro-interne. Le coup fait balle ; les plombs et la bourre pénètrent dans les parties molles, au milieu du quadriceps crural.

Le blessé entre à l'hôpital de la Conception, le lendemain, 1er février, à 3 heures de l'après-midi. 24 heures après l'accident, avec une vive douleur dans le membre, qui est chaud et tendu ; fièvre modérée, 38°, mais quelques frissons. Je ne suis pas appelé et ne vois le blessé qu'à ma visite du matin, *le lendemain 2 février*, environ 40 heures après l'événement.

Voici ce que je constate :

Un seul orifice d'entrée, d'environ un centimètre carré, sur la face interne de la cuisse. Le membre est volumineux, œdématié ; la coloration de la peau est caractéristique. c'est la teinte rouge cuivrée de l'érysipèle bronzé, avec liseré un peu diffus, s'étendant à quatre travers de doigts environ. au-dessus et au-dessous de la plaie ; la zone enflammée est surtout marquée sur la face antérieure de la cuisse, au point où a dû s'arrêter la charge. En présence de ces symptômes, je ne suis nullement surpris, en appliquant la main sur la région, de constater une sensation de crépitation clapotante ; le foyer est bourré de gaz ; la percussion donne, en effet, une sonorité tympanique.

En même temps qu'on me met au courant des commémoratifs. j'apprends que le blessé a eu des vomissements pendant la nuit ; pourtant, la fièvre est modérée, 37°9 ; il n'y a eu ni céphalalgie, ni délire ; malgré cela, j'annonce que le malade est très grave et succombera probablement et très vite à cette infection, déjà en évolution 40 heures après l'accident, car je n'ai pas souvenir d'avoir vu guérir un seul cas d'érysipèle bronzé, nettement accentué.

Quoique sans grand espoir et pour ne pas rester les bras croisés, je pratique une longue incision longitudinale sur la partie antéro-externe de la cuisse ; il sort en quantité des gaz fétides à odeur cadavérique et de la sérosité grumeleuse, mêlés à des détritus sphacélés de tissu cellulaire et musculaire ; j'extrais des fragments de bourre et de nombreux grains de plomb qui s'échappent sous des lavages répétés au sublimé. M'avisant alors que nous étions en présence du vibrion septique, qui est anaérobie, et me rappelant un succès que j'avais eu récemment avec l'eau oxygénée, pour un phlegmon septicémique, d'origine urinaire, mais à forme lente, je me décide à laver toute la surface de la plaie avec cet antiseptique et injecte tout autour de la zone atteinte, c'est-à-dire de la racine de la cuisse, cinq centimètres cubes d'eau oxygénée, en dix piqûres ; pansement humide.

Pour lutter contre l'intoxication, je prescris 500 grammes de sérum en injection, la potion de Todd, de l'acétate d'ammoniaque et du thé alcoolisé ; je recommande ensuite à mon interne d'analyser les urines et de refaire à la contre-visite le même pansement : lavages au sublimé d'abord, à l'eau oxygénée ensuite, ainsi que les mêmes doses de ce dernier antiseptique en injection sous-cutanée.

Le 3 février, le mal semble avoir empiré. La température vespérale de la veille avait atteint 39°6, elle était encore le matin à 39°5. On a noté quelques vomissements, un peu de subdélirium, indice d'une intoxication profonde. Localement, la zone érysipélateuse a un peu augmenté vers la racine de la cuisse, mais elle s'étend surtout vers la face interne et inférieure du membre, points vers lesquels je n'avais pas fait d'injection sous-cutanée. Je pratique de nouveaux débridements au thermocautère, plongeant le fer dans tous les coins et recoins qui semblent atteints, puis je fais de grands lavages au sublimé et à l'acide phénique à 5 pour 100. Je termine par un lavage de tous les points à l'eau oxygénée.

Enfin, tout autour de cette large plaie, j'injecte dans le tissu cellulaire dix seringues de Pravaz d'eau oxygénée, c'est-à-dire le double de la veille. Pansement humide.

A la contre-visite du soir, l'interne refait les lavages et les mêmes injections d'eau oxygénée.

Le 4 février, amélioration notable. La température est tombée à 38°, les vomissements ont cessé ; le mal semble arrêté dans sa marche envahissante, mais l'odeur gangréneuse de la plaie persiste. Même traitement que la veille, moins la cautérisation au thermo.

Le 5 février, l'état est encore assez bon ; température 38°5 ; pourtant, je trouve encore quelques points crépitants que je poursuis et débride au thermocautère ; mêmes lavages au sublimé et à l'eau oxygénée, terminés par dix centimètres cubes en injection sous-cutanée autour du foyer. Purgatif salin. Même pansement et mêmes injections le soir.

Le 6 février, l'amélioration s'accentue, l'infection est arrêtée, l'état général devient meilleur ; on commence à voir une plaie rosée sous la chute des eschares. Ayant appris entre temps que le blessé avait été diabétique, une analyse d'urine plus complète nous donne : sucre, 38 gr. 85 ; albumine, 0 gr. 25. Traitement antipyrine, extrait thébaïque.

Le 9 février, la septicémie me paraissant hors de cause, je cesse les injections sous-cutanées d'eau oxygénée, mais la plaie est toujours lavée matin et soir avec cet antiseptique.

Le 14 février, je trouve que la température vespérale de la veille est remontée à 39°. Cette élévation thermique est causée par de la rétention dans des clapiers inter-musculaires, ceux-ci sont drainés et lavés à l'eau oxygénée. Les urines ne contiennent plus que 16 gr. 66 de sucre et plus d'albumine. La quantité d'urine émise dans les 24 heures a oscillé entre deux litres et deux litres et demi.

Le 15 février, le sphacèle est en grande partie éliminé, la plaie a un aspect bien rosé, elle n'a plus d'odeur. Le blessé est parfaitement guéri de sa septicémie, mais non du vaste débridement que je lui ai fait et comme il est diabétique, il faudra du temps pour réparer cette brèche.

J'ai revu le blessé un an après, il ne se ressentait en rien de son accident et marchait aussi bien qu'avant.

Observation II

(Inédite)

(Due à l'obligeance de M. le Dr Pluyette)

Marius B..., charentier, âgé de 19 ans, reçut deux coups de fusil chargé de plomb numéro 8. L'un avait porté sur l'avant-bras gauche, l'autre au niveau de l'articulation coxo-fémorale sur la face externe. Cette dernière plaie ne présenta rien de spécial, je n'en parlerai plus.

L'événement s'était produit dans la journée du dimanche 29 novembre 1903, l'heure exacte n'est pas indiquée dans l'observation ; le blessé n'entra à l'hôpital que le lundi soir, 30 novembre.

Mon interne (docteur Escarras de Castellane) le trouva avec une température de 37°6. Les plaies ne présentaient aucun signe alarmant et il fit appliquer des pansements humides.

Je le vis le lendemain matin, mardi, 1er décembre. L'accident remontait à plus de 36 heures et à moins de 48 ; très vraisemblablement à une quarantaine d'heures.

La température était 39°4 ; le malade délirait. La main gauche était tuméfiée et sonore comme un tambour ; sa coloration était bien verdâtre, les ongles violacés. L'avant-bras, criblé de plombs, était également tuméfié, mais moins que la main ; il était aussi sonore et infiltré de bulles gazeuses qu'on sentait courir sous le doigt ; il était complètement insensible jusqu'au pli du coude.

Le bras, au contraire, présentait de l'hyperesthésie, et sa coloration terre de sienne brûlée était bien celle décrite sous le nom d'érysipèle bronzé. Moins sonore que l'avant-bras, on sentait pourtant la crépitation gazeuse qui remontait jusqu'à l'aisselle en dedans, la tête humérale en dehors. J'ajouterai à ce tableau typique qu'à l'ouverture du pansement il se dégagea une odeur putride infecte.

Ainsi, dans l'espace d'une nuit, l'état avait changé du tout au tout. La température s'était élevée de 37°6 à 39°4 ; le délire s'était emparé du blessé et la gangrène gazeuse s'était développée au point d'atteindre l'aisselle. N'est-ce pas ce qu'on peut appeler foudroyant ?

Je fis immédiatement porter le blessé à la salle de pansements, et, sans anesthésie, je pratiquai de très larges débridements au thermo-cautère ; toutes les parties furent lavées à l'eau oxygénée et l'épaule fut circonscrite par une vingtaine d'injections hypodermiques d'un centimètre cube d'eau oxygénée ; enfin tout le membre fut enveloppé dans un vaste pansement humide au même antiseptique.

Le soir, la température baissa à 39°. Il n'est pas noté dans l'observation si les injections hypodermiques furent renouvelées le soir.

Mercredi, 2 octobre. — La nuit a été mauvaise, agitation et délire. La température n'est plus qu'à 38°5. La zone gazeuse n'a pas dépassé l'épaule, mais la main et l'avant-bras sont complètement noirs, le bras très bronzé. C'est surtout l'état général qui est mauvais. Teinte subictérique généralisée, yeux excavés, indifférence absolue. On pratique une nouvelle série d'injections hypodermiques d'eau oxygénée ; pansement humide.

Jeudi, 3 octobre. — Nuit agitée, délire continu ; l'ictère a envahi tout le corps ; la température continuant à baisser atteint 36°. Le membre entier est noir ; l'odeur cadavérique est repoussante. La zone crépitante gagne la moitié du dos en arrière, va jusqu'aux fausses-côtes sur les côtés et en avant, soulève tout le grand pectoral, qui est tendu et augmenté de volume. Il n'y a plus rien à espérer et le blessé succombe dans la journée de vendredi.

OBSERVATION III

(Inédite)
(Due à l'obligeance de M. le Dr Pluyette).

Mme Mélanie R..., épouse C..., âgée de 29 ans, habite La Pomme où son mari est coiffeur. Le dimanche, 8 octobre 1905, vers 6 heures du soir, elle voulut monter sur un tramway en marche qui se dirigeait sur Aubagne ; elle se laissa tomber et sa jambe droite fut prise entre la roue et le patin du frein. C'était heureusement à une courbe et le tramway put s'arrêter aussitôt, mais il fallut un bon quart d'heure pour la retirer de là.

Portée à sa maison, qui était à 20 mètres du lieu de l'accident, elle fut visitée presque immédiatement par le docteur Gourrier (de Saint-Loup). Celui-ci constata une plaie transversale d'environ 8 à 10 centimètres, siégeant à la face postérieure et moyenne de la jambe. Elle n'intéressait que la peau et le tissu cellulaire, s'arrêtait à l'aponévrose des jumeaux, mais s'accompagnait d'un décollement assez important. Notre confrère de Saint-Loup la sutura et appliqua un pansement antiseptique.

Quelques jours après, la Compagnie des tramways, bien qu'elle ne fût pas responsable de l'accident, me priait d'aller visiter cette blessée à laquelle s'intéressait M. le Directeur. Je fus donc à La Pomme le 12 octobre, à midi, soit exactement 90 heures après l'accident.

Je défis le pansement et constatai aussitôt que la peau du mollet se sphacélait ; en le touchant du doigt, je sentis la crépitation gazeuse ; il y avait une plaque brune remontant jusqu'au dessous du genou, et au-dessus une teinte cuivre bronzée, qui débordait le genou de cinq centimètres environ. Il ne me fut pas difficile de porter le diagnostic de septicémie suraiguë et je déclarai très énergiquement que si la malade n'était pas conduite immédiatement à l'hôpital pour y être opérée le soir même, c'était la mort fatale.

La blessée arriva à la Conception à 4 heures du soir ; voici quel était son état :

On voyait sur la face externe et sur la face postérieure de la jambe une vaste plaque noirâtre, partant en bas de deux travers de doigt des malléoles pour s'arrêter en haut à deux travers de doigt du creux poplité ; sur le reste de la jambe et le pied, on voyait d'autres plaques brunes, moins avancées dans leur marche, mais présentant déjà quelques phlyctènes. La teinte bronzée qui, à midi, dépassait le genou, atteignait, à 4 heures les trois-quarts inférieurs de la cuisse, spécialement dans la région postéro-externe.

Le pied, la jambe et une partie de la cuisse étaient sonores, et la crépitation gazeuse se percevait en de multiples endroits.

L'état général était celui des infectés ; température, 39°3 ; le pouls présentait une intermittence toutes les cinq ou six pulsations.

Je ne puis m'empêcher de vous faire remarquer la marche extra-rapide de l'infection, qui est très typique lorsque l'on considère l'état où je l'avais vue à midi et celui où elle fut trouvée quatre heures après.

J'arrivai à l'hôpital à cinq heures et la fis porter à la salle d'opération où elle fut anesthésiée au chloroforme. Je fis à la partie postérieure et externe de la jambe plusieurs débridements au thermo-cautère, portant sur toute l'étendue des parties noirâtres. Les incisions furent larges, longues et profondes, jusqu'à la rencontre du tissu non sphacélé.

De plus, sur le pied et sur la jambe, partout où il y avait, soit des plaques brunes, soit une crépitation nette, j'enfonçai la pointe rougie de platine de façon à faire des cheminées d'échappement pour les gaz et les liquides. Je procédai de même à la cuisse sur trois lignes parallèles allant du genou au quart supérieur de la cuisse.

Par ces multiples ouvertures s'échappaient, soit du pus sanieux, soit de la sérosité, soit des bulles gazeuses. Chaque orifice fut largement injecté d'eau oxygénée à 12 volumes ; puis je fis une double couronne d'injections hypodermiques d'eau oxygénée, encerclant la racine du membre là où s'arrêtait le développement des gaz.

Chaque piqûre fut de deux seringues de Pravaz, soit 2 centimètres cubes, et on en fit trente, au total 60 centimètres cubes d'eau oxygénée en injections sous-cutanées. Enfin, le membre entier fut enveloppé dans un large pansement humide avec cet antiseptique.

Le soir de ce même jour, trois heures après, la température baissait d'un degré et tombait à 38°2. Dans les jours qui suivirent on fit très régulièrement, matin et soir, le lavage complet de tous les orifices à l'eau oxygénée, enlevant ainsi deux fois par jour de vastes lambeaux de tissus sphacélés, mettant à nu les muscles de la région. Les injections furent renouvelées et la lésion s'arrêta à la zone des piqûres.

Le 18 octobre, six jours après mon intervention, l'infection avait disparu ; les muscles étaient complètement à nu, la température oscillait de 37°3 le matin à 38°3 le soir ; l'état général était excellent, mais il restait une vaste plaie suppurante qui demanda du temps pour se cicatriser et que, dès ce jour, on soigna par les pansements humides à l'eau boriquée.

Le 5 décembre, sept semaines après l'accident, je pratiquai des greffes de Thiersch, pour abréger la durée de la cicatrisation. Sept lambeaux de six centimètres environ furent enlevés sur la cuisse gauche et les sept greffes prirent très bien. Malheureusement, il y eut dans les espaces intergreffés une suppuration qui persista assez longtemps et pour ce, j'épuisai la série des antiseptiques connus. Enfin, la guérison arriva, et le malade quitta l'hôpital, après y avoir fait un séjour de cinq mois. J'ai l'intime conviction de lui avoir sauvé la vie par cette énergique intervention.

OBSERVATION IV

(Inédite)

(Due à l'obligeance de M. le Dr Pluyette. Recueillie par MM. Giraud et Arnaud, internes des Hôpitaux).

Baptistin A..., charretier, âgé de 43 ans, est mordu à l'avant-bras gauche par son cheval, dans l'après-midi du 23 juillet 1907. Il est conduit presque aussitôt à l'hôpital.

L'interne du service, Ernest Giraud, constate que la morsure siège au tiers inférieur de l'avant-bras ; les deux os sont fracturés, les vaisseaux rompus. Il fait prévenir le chirurgien de garde, qui discute l'opportunité de l'amputation, mais estime que l'intervention peut sans crainte être renvoyée au lendemain. La région est aseptisée, le membre plongé dans un bain antiseptique, puis immobilisé dans un pansement humide. Sérum antitétanique.

24 juillet. — Je trouve le blessé avec une température de 38°4, le pouls rapide, la respiration accélérée. Cet homme, très énergique, se plaint de souffrir énormément et réclame à grand cris une opération. Je défais le pansement et constate un gonflement dur remontant jusqu'aux deux tiers de l'avant-bras ; la peau est

tendue et teintée de nuances variées. Je sens à la palpation une
très légère crépitation gazeuse, je devine plutôt que je ne le constate un début de septicémie gazeuse.

C'est la première fois que j'observe le mal à sa naissance ; il
me semble que j'assiste à l'éclosion de cette complication ; aussi,
tout heureux, pour ainsi parler, de pouvoir la détruire *ab ovo*,
j'ai la conviction optimiste que je vais m'en rendre maître facilement. C'est pour cela que rompant avec mes habitudes je m'arrête à l'idée d'une exérèse, convaincu que si l'amputation peut
arrêter ce mal, c'est bien le cas ou jamais.

Le blessé est donc porté à la salle d'opération et amputé clas-
siquement au tiers supérieur de l'avant-bras, J'ai bien pris soin
de porter le couteau dans les parties absolument saines ; néanmoins, par surcroît de précaution, l'amputation terminée, je fais
faire au niveau du coude, cinq injections hypodermiques d'eau
oxygénée ; trois sur la face antérieure, deux sur la face postérieure. Le soir, la température s'abaisse à 38°.

25 *juillet*. — Le lendemain, la température est à 38°5, mais le
malade se sent soulagé ; il a bien dormi, le pouls est meilleur ;
l'état général s'est amélioré. Je crois prudent de ne pas toucher au pansement, et par conséquent, de ne pas renouveler les
injections hypodermiques. Le soir, la température s'abaisse encore à 38°2.

26 *juillet*. — La température n'est plus qu'à 37°5 ; l'état général est aussi bon que possible ; c'est décidément un succès ; il n'y
a pas lieu de toucher au pansement et je quitte l'hôpital plus
confiant que jamais.

Cette illusion devait être de courte durée. A la contre-visite,
mon interne, E. Giraud, s'aperçoit qu'à la limite du pansement,
c'est-à-dire à l'union du tiers inférieur et du tiers moyen du
bras, la peau présente un gonflement œdémateux noirâtre très
prononcé ; il palpe et sent un peu de crépitation gazeuse ; le
blessé est agité, loquace, son pouls fréquent, sa respiration accélérée, sa température à 38°9. Ce n'est plus un succès, c'est un
échec. Il fait prévenir le chirurgien de garde qui téléphone qu'il
ne peut venir et qu'on continue mes prescriptions. On fait donc
une quinzaine d'injections hypodermiques d'eau oxygénée dans
le bras et l'épaule.

27 juillet. — Quand j'arrive, je constate avec effroi les ravages qui se sont produits. Le bras est noir jusqu'au niveau du V deltoïdien, la teinte bronzée gagne l'épaule et la crépitation gazeuse se perçoit jusque sur le thorax et le cou. A mon optimisme de la veille succède un pessimisme plus accentué ; le cou et le thorax étant envahis, il n'y a plus rien à faire.

J'ouvre ici une parenthèse pour vous indiquer comment je conçois la marche foudroyante de l'affection après un temps d'arrêt, ce qui a pour moi la valeur d'une expérience de laboratoire. Les injections d'eau oxygénée faites après l'amputation ont arrêté pendant 48 heures le développement du vibrion septique, puis tout l'oxygène ayant été absorbé et les injections n'ayant pas été renouvelées, les vibrions ont recommencé à pulluler et à reprendre leur marche envahissante. J'ai été illusionné par le mieux-être de l'opéré, je me suis laissé tromper par les apparences; j'aurais dû défaire le pansement le lendemain et renouveler les injections hypodermiques ; c'est la leçon qu'il faut en tirer et que, pour ma part, je n'oublierai plus.

Malgré cet état désespéré, mais pour avoir la conscience tranquille, je fis transporter le blessé à la salle d'opération, et, sous l'anesthésie chloroformique, je labourai entièrement son bras avec le thermo-cautère ; je l'inondai d'eau oxygénée, je fis faire une vingtaine de piqûres hypodermiques au niveau de l'aisselle et de l'épaule, puis enveloppai le membre d'un pansement humide à l'eau oxygénée. Je quittai le malade convaincu qu'il était perdu sans ressources. Le soir on renouvela les injections et le pansement.

28 juillet. — Le malade a déliré toute la nuit, la température s'est abaissée à 36°6 ; je vois dans ce signe le prélude de l'hypothermie finale. Néanmoins, on renouvelle le pansement matin et soir, et l'on pratique vingt injections d'eau oxygénée chaque fois.

29 juillet. — Le délire a continué toute la nuit. La crépitation gazeuse se perçoit sur le thorax et le flanc gauche et aussi sur le cou, mais comme la température est à 37°, je me demande si cette crépitation n'est pas due à l'oxygène ; je m'arrête à cette idée, et on fait encore 40 piqûres, vingt le matin et vingt le soir.

30 *juillet*. — La nuit a encore été délirante ; la température est à 38° ; mais l'état général est meilleur. Tout le membre supérieur est noir, cadavérique ; on commence à apercevoir le sillon éliminateur qui sépare le mort du vif. Je décide de débarrasser le blessé de cette partie qui commence à devenir d'une odeur repoussante. Sans anesthésie aucune, avec le thermo-cautère, je tranche, couche par couche, les tissus du bras à deux travers de doigts de l'aisselle ; je tiens une pince prête à saisir l'artère humérale, mais rien ne coule ; je scie l'os. Cette amputation, absolument linéaire, est faite sans anesthésie et sans une seule goutte de sang. Bien entendu, on continue les injections sous-cutanées et les pansements matin et soir.

31 *juillet*. — Le malade, débarrassé en grande partie de son membre supérieur, se sent soulagé. Température 37°9 ; la marche de la septicémie est enrayée et je pars en vacances, confiant ce malade à mon remplaçant, le docteur Piéri.

Mon excellent ami, qui savait tout l'intérêt que je portais à ce malade, fit continuer les pansements à l'eau oxygénée, ainsi que les injections sous-cutanées — à doses moindres assurément — jusqu'au 15 septembre. Et, en passant, je dois faire remarquer combien ces injections sont inoffensives, puisqu'on a pu les prolonger pendant près de deux mois.

A partir du 15 septembre, on ne fit plus que des pansements à l'eau bouillie.

Je repris mon service au mois d'octobre et revis avec satisfaction mon opéré. Son état général était parfait, mais son moignon défectueux. Il ne faut pas oublier que j'avais fait une amputation linéaire, en plein tissu sphacélé, uniquement pour débarrasser le sujet d'un foyer d'infection. Depuis lors, le sphacèle était tombé peu à peu et l'os qui n'était pas encore éliminé, formait un moignon conique.

J'étais bien tenté de faire une désarticulation de l'épaule, mais il me sembla que le traumatisme serait moindre si je réséquai seulement la partie osseuse. C'est ce que je fis le 8 octobre ; je sciai trois à quatre centimètres d'humérus, régularisai les parties molles, laissant au blessé un moignon petit, mais mobile.

Les suites furent des plus simples ; le soir, température 38°. Le premier pansement eut lieu le 11 octobre, le second le 18 ; j'en-

levai tous les fils et quelque temps après le blessé quitta l'hôpital.
Je l'ai revu un an après, en septembre 1908 ; son état est excellent et ce brave homme a conscience qu'il me doit la vie.

Cette observation IV est, à nos yeux, une démonstration
mathématique de ce que donnent les divers traitements.
La morsure a lieu, en effet, le 23 juillet ; le même jour,
on asepsie la plaie, on donne des bains antiseptiques et
rien de cela n'arrête la marche du vibrion. Le lendemain,
24 juillet, la crépitation gazeuse, la teinte cuivrée, débu-
tent à peine ; les conditions semblent idéales pour pra-
tiquer l'exérèse, si vantée par les auteurs. Elle est faite
en plein tissu sain, et la marche continue encore, envahissante. Il y a, il est vrai, un temps d'arrêt de 48 heures,
mais celui-ci est dû uniquement aux injections d'eau oxygénée, et quand leur action est épuisée, la gangrène re-
part de plus belle, et en moins de 12 heures, elle enva-
hit le bras, le thorax, le cou. L'état devient désespéré,
et sans autre médication que les injections sous-cutanées
et les débridements, la gangrène se limite, s'arrête.

Cette observation est une des plus probantes pour démontrer l'excellence de la méthode.

OBSERVATION V

(Inédite)

(Due à l'obligeance de M. Espanet, interne des hôpitaux).

X..., sujet arménien, âgé de 28 ans, entre le 8 mars 1903 à
l'Hôtel-Dieu, dans le service de M. le professeur Combalat, à
la salle Cauvière, numéro 3.

Le malade est porteur d'une plaie par coup de couteau, siégeant au tiers moyen de la face externe de la cuisse droite ; la

lame a pénétré normalement aux tissus sur une étendue de cinq centimètres, parallèle à l'axe du membre.

A noter que la plaie a été explorée au stylet dans une pharmacie de la ville. Aucun autre renseignement.

Pansement antiseptique. Pas d'hémorragie.

Le lendemain. — Suture de la plaie ; pansement sec.

Etat général très bon.

Le 10 mars, surlendemain de l'accident, l'interne du service s'aperçoit que le malade a 41° de température. On défait le pansement et on constate un œdème énorme de toute la cuisse, remontant au pli de l'aine. A la palpation, crépitation gazeuse; les téguments ont une teinte asphyxique. On enlève les points de suture ; écoulement d'un liquide sanieux et d'odeur cadavérique; muscles d'aspect grisâtre.

Etat général très mauvais ; température 41°, faciès grippé, langue saburrale, pouls 130 avec intermittences.

Immédiatement, le professeur Combalat institue le traitement oxygéné de M. Pluyette. Larges débridements au thermo-cautère, lavages antiseptiques de tous les foyers à l'eau oxygénée. Puis on pratique les injections sous-cutanées d'eau oxygénée : 1° autour de la plaie ; 2° en divers endroits de la cuisse, partout où il y avait crépitation ; 3° à la racine du membre en forme de couronne.

Pansement, humide à l'eau oxygénée dédoublée. Traitement général : Potion de Todd, quinine, sérum (beaucoup de sérum artificiel, dit l'observation), acétate d'ammoniaque.

On renouvelle le pansement humide deux fois par jour, et les injections d'eau oxygénée tous les matins.

Après 36 heures, le 11 mars au matin, l'œdème se limite; température, 39 degrés. L'état général semble s'améliorer. On continue le traitement.

Les jours suivants, des placards de peau sphacélés se détachent par lambeaux, mettant à nu les aponévroses ou les muscles. On voit sourdre dans les interstices de la sérosité noirâtre et des bulles de gaz.

On continue les injections sous-cutanées d'eau oxygénée tant qu'il y a de la crépitation. Oscillations thermiques 37°5 à 38°8 pendant un mois. Le malade met deux mois pour réparer les pertes de substances de la cuisse et sort ensuite guéri, marchant très bien.

Avant d'indiquer la technique définitive, à laquelle il faut avoir recours, voyons la statistique des septicémics, dont nous avons donné les observations « in extenso » et qui ont été traitées par la méthode des injections. Nous n'avons à déplorer qu'un seul décès sur cinq malades, ce qui donne un pour cinq ou 80 pour 100 de guérison. Ces chiffres sont éloquents par eux-mêmes, surtout si on les compare aux statistiques données antérieurement. Salleron a soixante-cinq cas mortels chez ses opérés. En 1870, aux ambulances de Belfort, Préry déclare que peu de cas sont curables. Dans les 4 observations de la thèse de Négretti, inspirée par Fontan, médecin de la marine, il y a trois cas de mort. Forgue, dans l'article « septicémie » du Traité de chirurgie, de Duplay et Reclus, dit que l'intervention donnerait cinq pour cent de guérisons, mais il ajoute que cette moyenne est trop favorable, si l'on songe aux nombreux cas de mort que les chirurgiens préfèrent ne pas publier.

Il faut donc en conclure que l'éloquence de nos chiffres proclame hautement la valeur de notre procédé dans le traitement de la septicémie gangréneuse à forme suraiguë.

Observation VI (1)

(Dr Thiviar, de Bruxelles)

(Traitement par le *gaz oxygène* d'une septicémie gazeuse suraiguë ; guérison des phénomènes septicémiques ; mort par tétanos.)

Le 23 juin dernier, on transporta dans mon service le nommé V... Louis, âgé de 27 ans. Il avait reçu le matin même, dans la région du mollet gauche, une charge de gros plombs. Dès son entrée, l'interne de garde constata l'existence d'un fort gonflement œdémateux s'étendant à toute la jambe gauche, depuis

---

(1) Bull. de l'Ac. de Méd. de Belgique, 1899, p. 635.

les orteils jusqu'au genou. A la partie postérieure et supérieure du mollet et à la partie inférieure du creux poplité, la peau présentait 25 perforations produites par les plombs qui avaient pénétré très profondément dans la masse musculaire.

Il existait une vaste ecchymose qui envahissait les régions latérales. Par les orifices, il s'écoulait un liquide séro-sanguinolent. La palpation était douloureuse, la marche était impossible. Le soir, le pouls était à 100 et la température montait à 39°. On se contenta de faire des lavages au sublimé, d'appliquer un large pansement humide et de placer le membre en position élevée.

Le 25, le 26, le 27, la température oscilla entre 39° et 40°. Le pouls était de 96 à 100. Le gonflement et l'ecchymose avaient augmenté.

Le 28, au matin, rentrant d'une absence de quelques jours, je constatai l'état grave du blessé. Le gonflement était devenu très considérable et avait gagné la cuisse ; la peau est devenue rouge bronzé, verdâtre par places. Jusqu'au tiers de la cuisse, la coloration bronzée caractéristique ; il existe des marbrures de coloration plus accentuée, et, dans toute l'étendue, on observe un emphysème très marqué, caractérisé par de la crépitation gazeuse. On constate, par la percussion et la palpation, l'existence de poches gazeuses, principalement sur le dos du pied et à la partie supérieure externe et interne de la jambe. La pression fait sortir des orifices produits par les plombs une sérosité roussâtre, spumeuse.

Le gonflement est tel qu'il rend impossible les mouvements de l'articulation du genou. La température était à 40°, le pouls à 120. Il y avait du subdélire, peu d'appétit. Langue sèche, saburrale.

Je fis procéder immédiatement à un large lavage, très copieux, au moyen de l'eau oxygénée; puis à l'aide d'une fine aiguille de Dieulafoy, reliée par un tube de caoutchouc à une bonbonne renfermant 850 litres de gaz oxygène comprimé à 120 atmosphères, j'insufflai non seulement le pied et la jambe, mais encore toute la cuisse, remontant jusqu'au pli de l'aine, jusqu'à la fesse, dans les parties saines. J'établis ainsi un large emphysème oxygéné au moyen d'une série de piqûres pratiquées dans le tissu cellulaire sous-cutané ; l'emphysème ainsi produit remontait sur la partio inférieure de la paroi abdominale et occupait toute la fesse. Dans toutes les ouvertures des gros plombs, j'avais également enfoncé mon aiguille, de façon à porter l'oxygène jusque dans la profondeur des tissus ; je fis la même chose sur le pied et sur le restant de la jambe, là où existaient les poches gazeuses. Le membre, déjà volumineux, avait encore énormément augmenté à la suite de ces insufflations. On pouvait constater par la palpation et la percussion qu'il était complètement emphysémateux, depuis les orteils jusque près de l'ombilic. Je fis alors entourer tout le membre de larges compresses à l'eau oxygénée, recouvertes de larges feuilles de gutta-percha. On administra au malade du lait, des œufs, du champagne et du vin rouge.

La température, prise toutes les deux heures, oscilla entre 39° et 40°. Le soir, à 5 heures, on pratiqua de nouvelles insufflations d'oxygène et on renouvela le pansement à l'eau oxygénée. On put constater nettement que la marche du phlegmon bronzé paraissait arrêtée. La coloration n'avait pas augmenté.

29 juin. — Je revis le blessé le matin. La crépitation oxygénée persistait dans tout le membre ; l'état de la gangrène gazeuse était stationnaire, le pouls à 100 ; la température était descendue à 38°. Je fis un lavage soigneux à l'eau oxygénée et une nouvelle insufflation sous-cutanée d'oxygène, depuis le pied jusqu'au pli de l'aine, m'arrêtant surtout dans les ouvertures des plombs. On refit le pansement. Régime : œufs, lait, vin rouge. A 5 heures du soir, la coloration bronzée a sensiblement diminué ; on refait de nouvelles injections d'oxygène par les orifices des plombs après large lavage à l'eau oxygénée : pouls, 100 ; la température a varié de 38 à 39°.

30 juin. — Amélioration ; disparition de la coloration bronzée. Pouls 96, température 38°. On cesse les insufflations, mais on continue le pansement humide.

Résumé :

1er juillet. — Disparition des phénomènes de septicémie gazeuse, qui peut être considérée comme définitivement enrayée.

Apparition d'un léger trismus ; isolement.

2 juillet. — En ce qui concerne la septicémie, l'amélioration est de plus en plus accentuée ; en ce qui concerne le tétanos, le trismus paraît avoir légèrement augmenté.

3 au 7 juillet. — Trismus, puis douleur à la nuque, contractures spasmodiques. Pouls 120-130, température 39°.

La déglutition devient de plus en plus difficile. Morphine, 1 ou 2 centigrammes tous les soirs.

Légère amélioration le 7 juillet à 5 heures du soir, et le 8 au matin.

Le 8 juillet. — Vers 5 heures du soir, tout à coup, au moment où il buvait, il devint bleu et mourut subitement par arrêt brusque de la respiration.

CHAPITRE III

TRAITEMENT

Dans ce chapitre, après avoir dit quelques mots sur la prophylaxie de cette affection, nous aborderons l'étude du traitement de la septicémie gangréneuse, qui doit être local et général.

Localement, on doit :

1° Arrêter le processus morbide envahisseur ;

2° Traiter énergiquement la partie malade gangrénée en évacuant les produits nécrosés ;

3° Ensuite, réparer les désastres.

Le traitement général consistera à soutenir les forces de l'organisme, apaiser la fièvre, tonifier le cœur.

Le vieil adage « mieux vaut prévenir que guérir », est aussi vrai dans cette terrible complication que dans le tétanos ; mais nous n'avons pas encore un sérum antisepticémique, comme nous avons l'antitétanique. Les recherches de Leclainche et Morel sur ce sérum immunisant, ont donné de brillants résultats en pathologie expérimentale, mais n'ont pas encore été appliqués à l'homme. Et certes, ce serait bien consolant si, dans les grandes catastrophes, où l'on ne peut s'occuper de tous les malades d'une façon minutieuse, on pouvait leur faire une injection préventive de sérum.

Ne pouvant pas encore compter sur ce traitement, le

chirurgien se méfiera des plaies souillées de terre et de fumier. Il fera une antisepsie rigoureuse des plaies anfractueuses, avec du sublimé ou du permanganate de potasse, à 1 pour 1000, puis des lavages à l'eau oxygénée ; il débridera largement et ne suturera jamais une plaie ainsi septique. Un gros drain servira à l'écoulement du pus et de la sérosité et au lavage du foyer dans les pansements ultérieurs.

Nous ne dirons rien des précautions à prendre pour les instruments : l'étuve a supprimé les épidémies de gangrène gazeuse dont parlait le professeur Tripier, à Lyon.

Mais si, malgré tout, le mal éclate, si nous nous trouvons en présence de cette gangrène, voyons le traitement qu'il faut instituer :

1° Immédiatement, dès le diagnostic posé, il faut arrêter le processus morbide envahisseur qui monte, rapide, foudroyant, et c'est par une barrière d'eau oxygénée en injections hypodermiques, faites là où s'arrête l'œdème et la crépitation gazeuse. On renouvellera les injections matin et soir, et l'on fera en moyenne vingt seringues de Pravaz pour le membre supérieur, 25 pour la jambe, 30 pour la cuisse.

Il faut qu'en ce point tous les tissus soient infiltrés de ce liquide, de façon à constituer une zone inhabitable.

La méthode de Pluyette a l'avantage sur celle de Thiriar, d'être plus facilement et plus vite applicable ; on a toujours de l'eau oxygénée à sa disposition, et rarement un tube d'oxygène comprimé, surtout à la campagne.

Lucas-Championnière, commentant ce procédé et la première observation, écrit dans le *Journal de Médecine et Chirurgie pratique* (1900) : « Il est permis de faire remarquer que la gravité de la septicémie surai-

guë est admise par tous les auteurs comme presque constamment mortelle ; que tous les traitements employés
jusqu'à ce jour, y compris l'exérèse des membres, n'ont
donné que des résultats incertains ; que, dans le cas ac-
tuel, l'eau oxygénée a paru faire merveille ; que le résultat est d'autant plus appréciable que l'état général
était mauvais. Il est vrai que les procédés antiseptiques
ont été employés en même temps, mais ils se sont mon-
trés si souvent inefficaces en pareils cas, qu'il paraît plus
juste d'attribuer la guérison à l'eau oxygénée. »

Imbert conseille ce procédé, dans son *Précis de Thérapeutique chirurgicale*. Masini et Orion, dans leur thèse,
lui reconnaissent une réelle valeur. Le docteur Guillon en
fait mention dans son *Manuel de thérapeutique clinique
des maladies tropicales*.

2° Outre les injections, le traitement local comprend
les soins énergiques de la partie malade et le pansement
de la plaie. Ainsi qu'on l'a vu dans nos observations, il
faut débrider largement la plaie, enlever les corps étran-
gers : esquilles osseuses, débris ou lambeaux de tissus,
destinés à se sphacéler. On fera des contre-ouvertures
aux points déclives et on permettra ainsi aux antiseptiques
de pénétrer dans les moindres recoins.

Sur la zone infiltrée, on fera de larges incisions, soit au
thermocautère, soit au bistouri, par où s'évacueront les
gaz, la sérosité et le pus. Ceci fait, on procédera à un
grand lavage de toutes les plaies avec l'eau oxygénée de
préférence, ou avec un antiseptique énergique. Tout le
membre malade sera enveloppé dans un immense pansement humide à l'eau oxygénée dédoublée, que l'on renouvellera deux fois par jour, de manière à ce que tous les
tissus soient imbibés de l'antiseptique.

On continuera ce traitement par injections tant que le

sillon éliminateur ne se formera pas et que la température restera au-dessus de 38°. Les pansements seront continués beaucoup plus longtemps.

3° Après ce traitement énergique, le chirurgien aura à réparer bien des désastres : un segment de membre, parfois un membre tout entier sera perdu. Il devra alors porter la scie où il faudra et faire un bon moignon au pauvre blessé. D'autres fois, les lésions ne porteront que sur la peau et le tissu cellulaire, et il facilitera la réparation par des greffes de Thiersch.

Cette chirurgie est bien plus consolante que celle de l'amputation primitive, où il fallait toujours faire d'énormes sacrifices, souvent en vain. Le Dentu disait, dans la *Revue mensuelle de Médecine et de Chirurgie* (1878) : « Il peut arriver qu'on ait à peine le temps d'agir... La diffusion du poison septique se fait si vite dans la profondeur du membre entier, qu'une opération, même hâtive, même pratiquée loin des limites apparentes du mal ne peut séparer ce qui est malade de ce qui est sain. » C'est ce qui est arrivé au malade de notre observation IV.

Notre procédé s'accorde avec la chirurgie conservatrice des grands écrasements et, à l'heure actuelle, où la médecine et la chirurgie des accidents a pris une si grande importance, un chirurgien qui désarticulerait à la cuisse pour une septicémie gangréneuse de la jambe, sans essayer le traitement de Pluyette ou de Thiriar, endosserait une énorme responsabilité. Il faudrait cependant qu'il agisse immédiatement. J'estime, qu'entre une méthode qui donne 80 pour 100 de résultats, et celle qui n'en donne que 5 pour 100, il ne devrait pas hésiter une minute.

4° Le traitement général est celui de toutes les septicémies : acétate d'ammoniaque, potion de Todd, thé alcoolisé comme stimulants ; injections de sérum artifi-

ciel, qui favorisent l'élimination urinaire et font une sor-
te de lavage du sang ; injections de collargol (Morlet).

On calmera la fièvre en administrant la quinine ou le
pyramidon.

On tonifiera le cœur, si besoin est, par la caféine et la
spartéine.

CONCLUSIONS

Arrivé au terme de ce travail, nous nous croyons autorisé à conclure :

1° Que l'eau oxygénée est l'antiseptique de choix contre les germes anaérobies de la septicémie gangréneuse ;

2° Que les injections sous-cutanées d'eau oxygénée nous paraissent le meilleur traitement contre le processus nécrosant envahisseur, et nous ont donné d'excellents résultats ;

3° Que l'eau oxygénée est l'antiseptique spécifique pour le pansement de la région gangrénée ;

4° Que le traitement par les injections et le pansement oxygénés suppriment l'indication de l'amputation primitive, dans la septicémie gangréneuse des membres, et évite les grands sacrifices opératoires qui s'imposaient autrefois.

BIBLIOGRAPHIE

ARDILLAUX. — Contribution à l'Etude clinique de la septicémie aiguë gazeuse. Thèse de Paris, 1894.

ARLOING — Cours 1900-1901.

ARLOING, CORNEVIN et THOMAS. — Recherches expér. sur la nature de l'affection appelée charbon symptomatique. Gazette médicale, 1880-1881.

BALDY. — De l'eau oxygénée. Paris, 1883.

BARBOLAIN. — Etude sur l'eau oxygénée. Thèse de Paris, 1883.

BAUDENS. — Clinique des plaies par armes à feu.

BÉHIER et LIOUVILLE. — Expérience sur la septicémie. Acad. de Méd., 1873.

BERT. — Sur la résistance vitale des corpuscules reproducteurs du vibrion de la septicémie. Compte-rendu de la Soc. de Biologie, 1878.

BERT et RÉGNARD. — Mém. de la Soc. de Biologie.
— 1882. Influence de l'eau oxygénée sur les virus et les venins.
— 1883. L'eau oxygénée en thérapeutique.
— 1885. Action de l'eau oxygénée sur le sang.

BERTHOMMIER. — Congrès de Chirurgie, 1892.

BESSON. — Annales Institut Pasteur, 1895.
— Technique microbiologique, 1902.

BILLROTH. — Pathologie générale, 1874.

BISSON. — Contribution à l'étude du vibrion septique. Ann. de l'Institut Pasteur, 1895.

BLUM. — De la septicémie chirurgicale aiguë. Thèse de Strasbourg, 1870.

CAMPENON. — Douze cas de septicémie gazeuse primitive. Congrès de chirurgie, 1892.

Case. — Gangrène spontanée. Gazette des Hôpitaux, 1862.

Championnière (Lucas-). — Sur la valeur antiseptique de l'eau oxygénée. Bull. acad. de Méd., 6 déc. 1898.

— Journal de Méd. et de chirurgie prat., année 1900, p. 393.

Chaput. — Communication à la Société de Chirurgie, 1900.

Charrin. — Une septicémie expérimentale. Thèse de Paris, 1885.

— Microbes de la septicémie gazeuse. Bull. Soc. anat. Paris 1884.

Charrin et Roger. — Effets de l'inoculation du vibrion septique chez le chien. Mém. Soc. biol., 1877.

Chassaignac — Sur les fractures compliquées.

— Gangrène foudroyante. Bull. acad. des Sc., 1853.

Chauveau et Arloing. — Etudes expérimentales de la septicémie gangréneuse. Bull. acad. méd., XIII, 1884.

— Pathogénie et prophylaxie de la septicémie gangréneuse chez l'homme. Soc. sc. méd. de Lyon, 1884.

Chauvel. — Dict. encyclopédique des sciences méd. (Septicémies).

Clarke. — North-West London Hospital. Lancet, 1900.

Clémenti. — Experimentalle untersuchen über das vorkommen von Bactérien in Kaninchen Blüte bei Septicemie. Centralblatt für chirurgie, 1873.

Colin. — Communications multiples sur la septicémie. Bull. acad. méd. 1878.

Cornil et Babès. — Les bactéries. Paris, 1890.

Courboulès. — Contribution à l'étude de la nature et de la prophylaxie de la septicémie gangréneuse. Thèse de Lyon, 1883.

De la Motte. — Traité complet de chirurgie, 1771.

Demarquay. — Recherches expérimentales sur l'influence de certaines substances sur le développement du vibrion. Union médicale, 1875.

Dezanneau. — De l'emploi de l'eau oxygénée en chirurgie. Thèse de Paris, 1898-1899.

Dueschmann. — Etude expérimentale sur le charbon symptomatique et ses relations avec l'œdème malin. Ann. Inst. Pasteur, 1894.

Dujardin-Beaumetz. — Dict. de thérap. Art. Oxygène.

Duplay et Reclus. — Traité de chirurgie, t. I.

Dupuy. — Sur une forme de septicémie gangréneuse d'origine
otique. Thèse de Paris, 1898.

Fabrice de Hilden. — De grangrena et sphacelo, 1766.

Félix. — De l'eau oxygénée. Presse méd. belge, 1900, numéro 19.

Ferraud M. et Lambert G. — Au sujet des procédés de stérilisation de l'eau par le permanganate de K. Revue d'Hygiène et Police sanitaires. Juillet 1908.

Folet. — Echo médical du Nord, 1897.

Forgue. — Des septicémies gangréneuses. Thèse d'agrégation en
chirurgie, Paris, 1886.
— Pathologie externe, t. I.

Fraenkel. — 1893. Centralblatt f. Bacteriologie, B. XIII, p. 13.
— 1899. Munch med. Woch., numéro 42, page 1869.

Frery. — De la gangrène foudroyante. Thèse de Paris, 1873.

Gayet. — Travail du laboratoire de M. le prof. Poncet. Gaz. des
Hôpitaux, 1898.

Gérard-Marchand. — Art. Congrès de Chirurgie, 1892.

Gerö. — Das oxygen in Therapie. Ungar. med. Presse. Buda-
pesth, 1900, numéro 4.

God N. — Réflexions sur l'œdème malin considéré comme symptô-
me de la gangrène spontanée. Archiv. gén. de Méd., Paris,
1836.

Gosselin. — Un cas de gangrène foudroyante. Clinique chirurgicale.

Gros. — Deux cas de septicémie aiguë gangréneuse. Archiv. de
Méd., nov. 1894.

Gross. — Un cas de septicémie aiguë foudroyante par auto-ino-
culation traumatique. Gaz. heb. de Méd., Paris, 1886.

Guillemot. — Microbes de septicémie gangréneuse. Press. méd.,
1898 ; Mém. Soc. biologique, 1898.

Guillon (A.). — Manuel de thérapeutique clinique des maladies
tropicales.

Hahn. — L'oxygène et son emploi médical. Janvier 1899.

Hallopeau et Apert. — Path. générale.

Hitschmann und Lindenthal. — Ein weiterer Beitrag zur Pathologie und Etiologie der Gangrène foudroyante.

Hueter. — Ein fall von Eilung bei gangräna septica acutissima.
Centralblatt für Chirurgie, 1879, numéro 32.

HUTCHINSON. — Leçons cliniques sur les complications noso-comiales. Londres, 1872.

IMBERT (Léon). — Précis de thérapeutique chirurgicale, 1905, pages 14-15.

JAMAIN et TERRIER. — Manuel de Pathologie et de Clinique chirurgicales.

JEANNEL. — Pathogénie et traitement des gangrènes chirurgicales. Congrès de Chirurgie, 1892.

JEANNET. — La gangrène qui septicémie et la septicémie qui gangrène, Rev. méd. de Toulouse.

JUBIN. — Essais sur la gangrène foudroyante. Thèse de Paris, 1876.

KMABON (René de). — De la gangrène gazeuse bénigne. Thèse, Lyon, 1901-1902.

KOCH. — Intersûchen uber die Etiologie der Wündins-infections. Leipzig, 1878.

— Mittheilungen der Kaiserl Reichsgesundlh, 1881.

LABBÉE (E.). — Dict. encycl. des Sc. méd., art. « Eau oxygénée ».

LARREY. — Clinique chirurgicale, t. III.

LARRIVÉ. — L'eau oxygénée. Son emploi en chirurgie. Thèse, Paris, 1883.

LAURENS. — L'eau oxygénée en chirurgie et en obstétrique. Thèse, Paris, 1899.

LEBESGUE. — L'eau oxygénée et le gaz oxygène. La Clinique, Bruxelles, 1900.

LESON (Gustave). — Sur l'évolution de la matière.

LECLAINCHE. — Presse méd., 1898 ; Archiv. méd. de Toulouse, 1898.

LECLAINCHE et MOREL. — Sérothérapie de la septicémie gangréneuse. Ann. Institut Pasteur, 1901.

LE DENTU. — Les contre-indications à la réunion immédiate des plaies. Bull. mens. de Méd. et Chir., 1878.

— Les amputations dans la gangrène foudroyante. Revue mens. de Méd. et Chir., 1878.

— Leçons sur la septicémie. Mouv. méd., 1874.

— Traité des affections chirurgicales, 1889, p. 390 et suivantes.

Le Dentu et Delbet. — Traité de Chirurgie clinique et opératoire, t. I, 1896.

Legros. — Recherches bactériologiques sur les gangrènes gazeuses aiguës. Thèse, Paris, 1902.

Legros et Lecène. — Un cas de gangrène gazeuse aiguë mortelle, due à un microbe anaérobie. Semaine médicale, juin 1901.

Macé. — Traité pratique de Bactériologie. Paris, 1901.

Maisonneuve. — Gangrène foudroyante. Bull. Acad. Sc., 1853.
— Des intoxications chirurgicales. Compte-rendu Acad. Sc., 1866.

Malgaigne. — Traité des Fractures. Paris, 1855.
— Observations sur l'emphysème spontané traumatique. Bull. Soc. Chir., Paris, 1845.

Martin de Bazas. — Emphysème traumatique. Gazette médicale de Paris, 1836.

Masini. — Indications opératoires dans les grands écrasements des membres inférieurs. Thèse, Paris, 1907.

Mayet. — De la septicémie gangréneuse. Gaz. des Hôp., 1894.

Mercier. — Quelques cas de septicémie gangréneuse. Thèse de Paris, 1891.

Mollière. — De la gangrène gazeuse ; définition clinique, 1881.
— Étiologie, 1882. Lyon Médical.

Mondan. — Sur trois cas de gangrène foudroyante. Lyon Médical, 1877.

Morand. — De la septicémie gangréneuse aiguë. Thèse, Montpellier, 1877.

Morlet. — De l'influence du collargol dans deux cas de gangrène gazeuse. Méd. pratique, Paris, 1906, p. 466.

Nadaud. — Étude sur les gangrènes dans les blessures par armes à feu. Thèse de Paris, 1873.

Négretti. — Quelques observations de gangrène gazeuse. Thèse de Bordeaux, 1887.

Nimier et Laval. — Infections en chirurgie d'armée, 1901.

Nenoff. — L'eau oxygénée en chirurgie. Thèse de Montpellier, 1899.

Nivard. — De l'amputation de la zone emphysémateuse des membres atteints de gangrène traumatique. Thèse, Paris, 1877.

ORION. — Traitement des gangrènes gazeuses par l'oxygène (eau oxygénée, gaz oxygène). Thèse de Paris, 1900.

PARÉ. — Œuvres complètes. Paris, 1840.

PASTEUR. — Vibrion septique. Bull. Acad. Méd., 1878.

PASTEUR, JOUBERT et CHAMBERLAND. — La théorie des germes et ses applications à la médecine et à la chirurgie. Bull. Ac. de Méd., 1878.

PERCY. — Manuel du chirurgien d'armée.

PERRIN (Maurice). — Sur quelques complications infectieuses consécutives aux plaies des armes à feu. Bull. Acad. Méd., 1872.

— Mémoire sur l'infection putride aiguë. Gaz. hebd. de Paris, 1872.

PIET. — Un cas de guérison de la gangrène gazeuse. Journal des Sc. méd. de Lille, 1898.

PLATON (Charles). — De la valeur de l'eau oxygénée en obstétrique. Marseille Médical, janvier 1900.

PLUYETTE. — Septicémie gazeuse suraiguë guérie par les injections sous-cutanées d'eau oxygénée. Marseille Médical, mars 1900.

PONCET. — De la gangrène gazeuse. Lyon Médical, 1881.

POTHÉRAT. — Deux observations de septicémie gangréneuse. Congrès de Chir., 1896.

QUESNAY (médecin consultant du Roy). — Traité de la gangrène, 1749.

RAYNAUD. — Traitement de la gangrène en général. Bull. gén. de thérap., Paris, 1872.

— Nouveau dictionnaire de Médecine et de Chirurgie. Article « Gangrène ».

REGNARD. — Influence de l'eau oxygénée sur la fermentation. Mém. Soc. Biol., 1886.

RECLUS. — Pathologie externe.

RECLUS et FORGUE. — Thérapeutique chirurgicale, t. I.

RICHELOT. — Contribution à l'étude de la septicémie chirurgicale. Un. méd., 1873 et 1875.

ROGER. — Les maladies infectieuses, 1902.

Roux et Chamberland. — Immunité contre la septicémie conférée par des substances solubles. Ann. Inst. Pasteur, 1887.

Salleron. — Des amputations primitives et consécutives. Arch. de méd. milit., 1858.

Slater (Charles). — The Lancet. Art. 1899.

Tédenat. — Etude clinique sur la septicémie et la pyohémie. Thèse, Paris, 1879.

Terrier. — Rapport à la Société de Chirurgie sur le cas du malade du docteur Pluyette. Bull., mars 1900.

Terrillon. — Septicémie aiguë à forme gangréneuse. Arch. de méd., XXIII, 1874.

— Indications chirurgicales dans les cas de gangrène foudroyante ou de septicémie aiguë gangréneuse. Bull. gén. de Thérap., 1897.

Testevuide. — Traitement des gangrènes gazeuses dans les fractures compliquées, Thèse de Paris, 1897.

Thévenot. — Gangrène gazeuse bénigne du membre inférieur droit. Gaz. des Hôp. civ. et milit., août 1901.

Thiriar (de Bruxelles). — De l'emploi de l'oxygène en chirurgie (eau oxygénée et gaz oxygène). Bull. Acad. de Méd. de Belgique, 1899.

Trélat. — Communication à l'Académie de médecine, 1884.

Trélat et Monod. — Dictionnaire des Sciences médicales. Art. « cautérisation ».

Triffaud. — De la gangrène gazeuse foudroyante. Revue de Chirurgie, 1883.

Veillon et Zuber. — Recherches sur quelques microbes strictement anaérobies et leur rôle en pathogénie. Arch. de méd. expérimentale, juillet 1898.

Velpeau. — De l'emphysème primitif dans les fractures des membres. Erysipèle bronzé. Union médicale, 1855.

Verneuil. — Faits pour servir à l'histoire du phlegmon bronzé. Rev. mens. de méd. et de chir., 1878, p. 481.

— Etats constitutionnels et traumatismes. Encycl. internat. de Chir., Paris, 1888, I.

Vincent. — Des causes de la mort prompte après les grands traumatismes. Thèse d'agrég., Paris, 1878.

WELCH et NUTTAL. — 1892. Johns Hopkins. Hosp. Bullet, numéro 24.

WICKLEIN. — Pluralité des agents de la septicémie gazeuse. Wirchov's Archiv., Band CXXV.

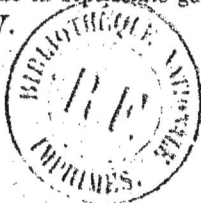

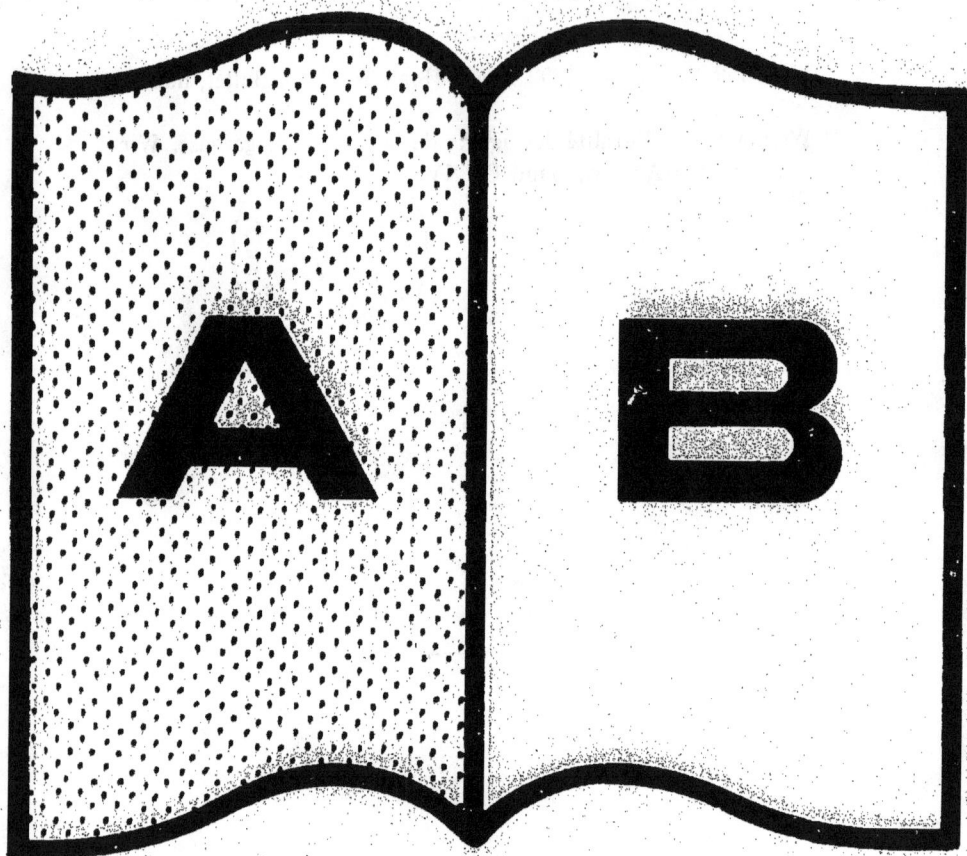

Contraste insuffisant

NF Z 43-120-14

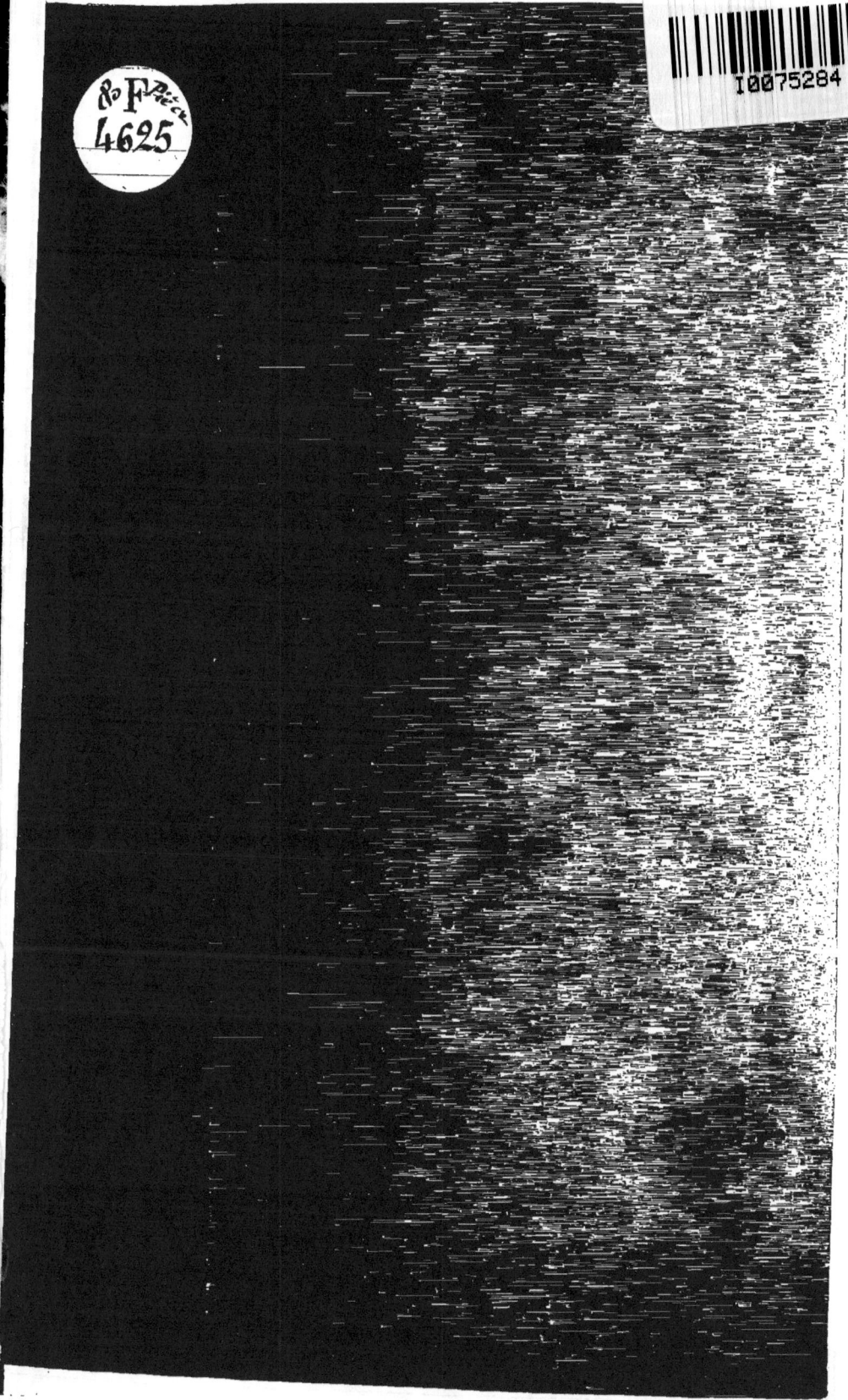

CONGRÈS NATIONAL

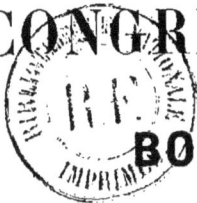

DE LA

BOULANGERIE

ORGANISÉ PAR

LE SYNDICAT GÉNÉRAL

Tenu à Paris du 6 au 8 Juillet 1910

RAPPORT

Sur les réformes à préconiser au sujet de la loi sur le repos hebdomadaire

ET SUR LA

suppression du travail de nuit en Boulangerie

Par M. MEUNIER

PRÉSIDENT DU SYNDICAT DE LA BOULANGERIE DE POITIERS
VICE-PRÉSIDENT DU SYNDICAT GÉNÉRAL DE LA BOULANGERIE FRANÇAISE

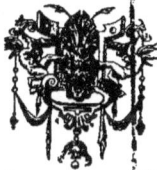

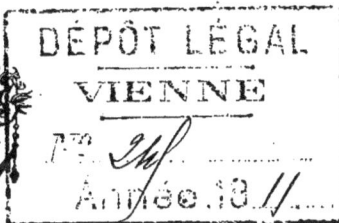

POITIERS
IMPRIMERIE G. BASILE
21, Rue Cornet, 21

—

1910

CONGRÈS NATIONAL DE LA BOULANGERIE

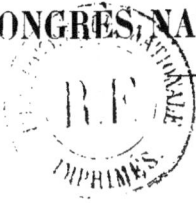

RAPPORT

Sur les réformes à préconiser au sujet de la loi
sur le repos hebdomadaire
et sur la suppression du travail de nuit en Boulangerie

Mes Chers Collègues,

Avant d'aborder d'une part la question du repos hebdomadaire sur laquelle, même au Syndicat Général, on n'a jamais pu s'entendre sur un texte à présenter en vue des réformes à proposer ; et d'autre part, celle du travail de nuit en boulangerie, sur laquelle aussi, étant donné les opinions connues en général, je partage également un point de vue tout différent de la plupart d'entre vous, je dois déclarer que, tout d'abord, j'avais informé mon Président et ami M. Mience, que je ne voulais point faire de rap_ port sur ces questions.

Cependant, et malgré que je ne me fasse aucune illusion sur le sort que le congrès réservera à mes propositions, sollicité par lui, j'ai cédé devant son insistance, mais aussi par devoir et par acquit de conscience devant l'intérêt général et supérieur de la Boulangerie menacée, laissant d'ailleurs à la postérité le soin de juger si mes prévisions et mes indications seront justifiées ou non par les évènements.

En conséquence, vous voudrez bien me permettre d'observer que je ne vais traiter ces questions qu'avec la plus stricte impartialité, et alors, selon les mêmes sentiments qui me dictèrent autrefois de poursuivre sans relâche et malgré l'opposition d'un grand nombre et les pronostics décourageants de beaucoup d'autres :

1° L'extinction des privilèges des fournitures de pain du Bureau de bienfaisance à Poitiers en 1886 (avec succès);

2° La création d'une Caisse de réserve au Syndicat Général, depuis 1895, par l'augmentation de la cotisation soit au minimum 1 fr. 50 (toujours ajournée) ;

3° La nullité de droit des subventions municipales aux coopératives de 1898 à 1901 (avec succès)

4° La révision de la loi sur les syndicats de garantie de 1899 à 1906 (avec succès).

J'ose donc espérer que, si j'ai le regret d'être en opposition avec quelques contradicteurs aujourd'hui (et peut-être de mes meilleurs amis), sur les questions dont il s'agit, je rencontrerai du moins avec eux la même bonne foi qu'avec ceux d'hier qui se félicitent partout à présent des réformes obtenues.

J'ajoute s'il en était besoin, que les critiques que je me permets ne sauraient ni viser ni atteindre personne de ceux qui ont pu se tromper, soit sur la nature de mes sentiments, soit dans l'étude des questions que nous avons discutées ensemble.

Et que d'autre part enfin, je ne signale certaines fautes, que pour mieux démontrer l'urgence de rompre enfin avec cette politique des miracles ou du tout ou rien, que notamment je félicite notre Président et ami, de n'avoir pas suivie dans le pourvoi en cassation des Boulangers de Mâcon, mais qui réapparaît parfois et par laquelle personne n'est en droit d'attendre le moindre succès que par surprise, et qui enfin nous menace surtout actuellement des pires dangers, tant au sujet des réformes à la Loi sur le repos hebdomadaire, que dans le texte à déterminer sur le travail de nuit en boulangerie en vue de la discussion prochaine.

Considération au sujet du Projet Ruau

Lorsqu'on se reporte en 1887, c'est-à-dire 3 ans après le Congrès de 1884, — et qu'à la suite de la première application du recours légal qui date de cette époque, on cherche à s'expliquer comment le projet Ruau qui en est la conséquence et qui a été inspiré surtout par l'étude de cette procédure, n'a surgi que si tard, — on comprend mal que pendant près de 16 ans, la politique du tout ou rien, sous prétexte qu'on a droit à la liberté entière, ait toujours prévalu.

Et en effet, puisque le 29 mars 1899, M. Aynard reprenait encore sa proposition d'abrogation pure et simple de l'article 30 de la loi des 19-22 juillet 1791, et que ce n'est qu'au mois de juin suivant que la Commission du commerce et de l'industrie, à défaut de la liberté absolue, estima qu'il convenait du moins de donner des garanties à la Boulangerie.

De là seulement, et sur l'initiative de Me Balandreau, qui inspira tout le projet de M. le Ministre de l'Agriculture, la décision d'en poursuivre le succès.

Et en effet, puisqu'à la page 181 de la brochure du Congrès de 1900, nous trouvons encore comme conclusion de cette grande Assemblée, le vœu suivant :

« 1° Que la Chambre des Députés et le Sénat, adoptent la propo-« sition de loi de M. Aynard, ayant pour objet l'abrogation de « l'article 30 de la loi des 19-22 juillet 1791 permettant aux muni-« cipalités de taxer le prix du pain ;

« 2° Que le Ministre de l'Agriculture, dont le libéralisme est la « sauvegarde de la Boulangerie, veuille bien user de l'autorité « que la loi lui confère, pour hâter la procédure des recours « contre la taxe du pain, suivie devant les administrations « préfectorales et pour substituer, le cas échéant, aux recomman-« dations données aux Préfets lorsqu'elles ne sont pas obéies, des « instructions fermes. »

Or, je le répète, il a donc fallu 16 ans pour que le Syndicat Général, abandonnant cette politique du tout ou rien, ou mieux nommée encore, politique des miracles, se décida à accepter la proposition transactionnelle qu'est le projet Ruau, et qui nous donnera des garanties absolument équivalentes de la Liberté.

Considérations sur la Caisse de réserve

Chacun sait avec quelle insistance je poursuivis périodiquement cette création, que je proposais dès 1895, et qui fût constamment ajournée, sous prétexte que même avec les ressources actuelles, le Syndicat Général était toujours en état de soutenir toute cause d'intérêt général.

Eh bien ! sans récriminer contre le point de vue de mes adversaires qui devaient penser loyalement ce qu'ils affirmaient pour l'avenir, ils sont bien obligés de reconnaître tous qu'ils se sont trompés, puisque pour ne citer qu'un exemple devant une caisse vide. En retour de tout le plaisir que nos syndicats éprouvent d'avoir le plus souvent possible notre sympathique Président à leurs fêtes, ils devront s'imposer désormais les frais de son voyage

D'autre part, quant aux causes d'intérêt général, elles sont tellement discutables, qu'on me permettra bien d'observer qu'on ne persuadera jamais aux intéressés que la cause de leur voisin est d'intérêt général, pendant que la leur ne l'est pas du tout.

Je ne veux donner là encore qu'un exemple sur tous ceux que je pourrais citer à l'infini.

Prenez isolément chacun des boulangers du Mans, et essayez de leur persuader que la cause des boulangers de Montpellier est d'intérêt général, pendant que la leur, avec Saviguard et consorts, qui a coûté plusieurs milliers de francs, ne l'était point ; je gage que vous ne réussirez pas.

Et ils auront raison ; car il est à croire d'abord que là encore, le miracle Galtier et Jean-Jean, qui n'est pas autre chose qu'une révolte contre la loi, ne réussira pas ; et qu'ensuite les sacrifices consentis eussent été bien plus utilement affectés pour alléger entr'autres les frais du recours présenté par notre ami Coutard.

Considérations sur les subventions municipales aux coopératives

Ici je ne dirai qu'un mot résumant toute la conclusion de l'erreur.

Les décisions *annulables* d'un Conseil municipal comportent des délais pour être utilement attaquées.

Mais les décisions *nulles de droit* comme celle du Conseil municipal de Poitiers, votant une subvention de 10.000 fr. à une coopérative, étant attaquables à toute époque, il n'y avait pas lieu d'admettre d'incertitude sur les conditions dans lesquelles la question était posée.

Et le Syndicat Général, sur la proposition de M. Neveu, de Lyon, s'étant encore trompé dans la distinction d'une cause intéressante (séance du 19 avril 1898), prouva dès cette époque que la Caisse de réserve intervenant en toute circonstance, aurait encore évité cette erreur, si on n'avait pas fait obstacle à sa création.

Considération au sujet de la constitution du Syndicat de garantie

Les difficultés que l'on rencontra pour atteindre le quantum exigé par la loi pour la constitution du Syndicat de garantie, et qui ont failli mettre à néant — du moins pour une première période — la pratique de cette sublime création, sont encore présentes à la mémoire de toute la Boulangerie.

Le Syndicat Général, malgré mon insistance, n'ayant jamais voulu rien faire pour empêcher les compagnies d'assurances de mettre la main sur la corporation ; un grand nombre de nos collègues, victimes de la peur qui est toujours mauvaise conseillère, étaient à cette époque liés par des contrats avec elle, et ne pouvaient, ainsi que je l'avais signalé depuis plusieurs années nous donner à la première heure, leur adhésion qui nous eut été si nécessaire.

Et c'était encore la conséquence du système d'obstruction que j'avais toujours rencontré contre toutes mes propositions, tant auprès de Lefort que de Mᶜ Balandreau pour celles-ci, lesquels se renfermaient invariablement derrière ce système d'opposition ; que la loi n'était pas applicable à la Boulangerie.

Et en effet puisqu'au sujet de ma proposition, tant de fois renouvelée, de demander aux chambres, lorsqu'on discuterait les modifications de la loi : « Les mêmes droits que les grands entrepreneurs et « industriels aux syndicats de garantie, en supprimant cette « obligation de l'art. 22 du décret du 28 Février 1899 ; que ces « syndidats comprennent au moins 10 chefs d'entreprise dont 5 « ayant au moins 300 ouvriers.

Mᶜ Balandreau écrivait encore dans *l'Ami de la Boulangerie* du 22 Février 1902 : « Nous savons bien que M. Meunier subor- « donnerait, comme il le dit l'assujétissement de la Boulangerie à la « loi sur les accidents, à certaines améliorations, notamment à la « facilité pour les petites industries de pouvoir créer les Syndicats « de garantie, comme les entreprises employant au moins 300 « ouvriers. Il espère que cette institution de Syndicats de garantie, « appliquée à la Boulangerie notamment, abaisserait presqu'à zéro « les risques de la responsabilité.

« Mais qu'il nous permette de lui dire, les lois ne se votent pas « donnant donnant.

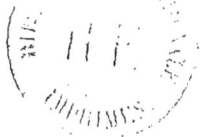

« Si l'on étendait le risque professionnel à la Boulangerie et à
« d'autres industries qui y échappent, il serait fort à craindre
« qu'on ne réalisa pas les désirs de M. Meunier.

Les événements qui ont justifié mes prévisions ont démontré en
même temps que les craintes de Me Balandreau n'étaient pas
fondées puisque, avec le Bureau du Syndicat Général, c'est lui-
même qui est intervenu utilement auprès de la commission du
Sénat (21 Février 1906) pour obtenir la modification dont nous
jouissons aujourd'hui et que j'avais préconisée dès 1899.

Conséquemment pas plus aujourd'hui à propos de la loi sur le
repos hebdomadaire, et sur le sort de la proposition Godard, qu'hier
au sujet de l'extension de la loi sur les Syndicats de garantie,
personne, et Me Balandreau lui-même, malgré sa haute compétence,
ne peut garantir des mauvaises surprises que réserverait peut-être
à la corporation, la politique des miracles ou du tout ou rien,
surtout dans la question du travail de nuit, lorsqu'à mon avis
nous devons en bons diplomates, faire plutôt et encore de la
politique de transaction.

Repos hebdomadaire

Et maintenant abordons directement les deux graves questions
qui nous préoccupent en commençant par celle du repos
hebdomadaire.

Il est incontestable, quoi qu'en dise quelques esprits fâcheux,
que la situation de l'ouvrier boulanger s'est excessivement
améliorée depuis un demi-siècle dans l'exécution du travail ; tant
par le changement de mode du portage de pain qui ne se fait plus
qu'en voiture au lieu de se faire à dos comme autrefois, que par
les nouveaux systèmes de four, et aujourd'hui par le commencement du pétrissage mécanique qui tend à se propager vivement
partout.

Sans vouloir critiquer le progrès qui est au contraire à préconiser,
posons cependant une question.

Pourquoi le mode de portage du pain s'est-il changé si
rapidement depuis 25 à 30 ans surtout ?

Parce que les quelques grosses boulangeries qui seules portaient
alors déjà le pain en voiture, en ont profité pour vouloir s'étendre
encore davantage ; et que les petits pour ne pas se laisser dévorer
ont été obligés de faire de même.

De là, au lieu que chacun fournisse normalement dans son quartier, la lutte à outrance, la concurrence et l'augmentation des frais partout.

Eh bien ! mes chers collègues, il en a été ainsi des autres évolutions, qui toutes ont été lancées par la grosse boulangerie.

Et le travail du dimanche qui nous préoccupe aujourd'hui a été inauguré aussi par les mêmes à Poitiers en 1832, comme ailleurs sans doute à peu près à la même époque.

C'est M. Lagrange qui commença dans la boulangerie actuellement occupée par M. Guionnet, rue de la Tranchée, n° 19, et qui, même pendant près de deux ans fabriqua seul du pain à Poitiers le dimanche.

Puis peu à peu, un, deux, quatre, cinq, six autres boulangers furent obligés de cuire aussi pour se défendre ; et, il y a 40 ans, si tous les boulangers cuisaient déjà le dimanche à Poitiers, la plupart ne faisaient qu'une fournée et ne portaient pas de pain.

Mais c'est ensuite, que l'évolution du portage en voiture fit bientôt de la journée du dimanche, non seulement une journée semblable aux autres pour les ouvriers, mais alors bien pire pour nos dames en particulier, occupées en plus et gracieusement tout l'après-midi pour la cuisson des rôtis.

Qu'y a-t-il alors d'extraordinaire que l'ouvrier boulanger qui n'avait rien à gagner dans cette lutte fratricide entre patrons pour s'arracher la clientèle, se soit rejimbé et ait obtenu du législateur le vote de la loi sur le repos hebdomadaire.

Examinons maintenant comment la loi fût acceptée et appliquée.

Insuffisamment étudiée, et votée avec précipitation, conséquemment incomplète et bourrée de privilèges, cette loi, qui cependant à Poitiers nous donne bien des satisfactions, mécontenta à peu près tout le monde.

Je dis à peu près, parce qu'au contraire tous les faiseurs d'une part, et les priviligiés de l'autre s'en félicitent, et y ont naturellement trouvé leur compte en profitant de l'embarras des autres.

Je reviendrai tout à l'heure sur ces privilèges en les énumérant.

Je passe à l'application.

La loi sur le repos hebdomadaire, pour être humanitaire et bienfaisante, risquait évidemment d'exiger des employeurs un effort de générosité.

Mais alors, sur la nature des sacrifices qu'ils doivent s'imposer pourquoi tant de réticences de la part de quelques-uns, et au lieu d'en chicaner la mesure, pourquoi ne sont-ils donc pas assez désintéressés pour offrir spontanément à l'employé ou à l'ouvrier, l'application de la loi, dans le sens le plus large, le plus entier, pour son repos, pour ses plaisirs et surtout pour la vie de famille ?

Car, au lieu d'entrer dans cette voie, qui a été cependant suivie par un grand nombre, combien d'employeurs ont-ils recherché au contraire tous les petits côtés de l'application de la loi qui permet d'égrener le repos du personnel par deux demi-journées, de le priver des fêtes le dimanche, en lui donnant le repos sur la semaine, etc., etc. ; ou alors pourquoi veulent-ils se subsituer eux-mêmes à leurs employés pour tenir leurs magasins ouverts le dimanche, même toute la journée ?

La raison en est bien simple : c'est dans un but de concurrence que je comprends fort bien, mais qui est regrettable tout de même, parce que cette concurrence entraîne et surtout peut entraîner des conséquences qui pourront être beaucoup plus dangereuses pour les patrons que pour les employés ou ouvriers.

Il serait superflu de faire ici le détail de tous les genres de concurrence qui se pratiquent.

Il suffira de faire remarquer qu'il n'y a qu'à ne pas faire comme les autres. Et l'ouverture d'un magasin quand les autres sont fermés n'est rien autre chose, avec cette aggravation pourtant que la conséquence doit fatalement amener tôt ou tard les commerces similaires à se défendre. Les maisons qui continuent à ouvrir perdront donc les avantages qu'elles auront voulu se créer.

Et alors, que deviendrait l'employé ou l'ouvrier dans la continuation de cette lutte déjà justement qualifiée de mauvaise camaraderie ?

Ce serait pour lui la suppression de la meilleure part des bienfaits de la loi par le rétablissement du travail du dimanche compensé, soit par le repos :

1° De deux demi journées ;

2° Par celui d'un autre jour sur la semaine, qui le priverait de toutes les fêtes le dimanche ;

3° Ou enfin, dernière extrémité, par son emploi le dimanche dans un autre magasin ou atelier que sur la semaine, ce qui lui supprimerait définitivement tout repos et vie de famille.

Car, il ne s'agit pas de compensation par le salaire qu'il pouvait, ou pourrait encore récupérer par le travail de ce septième jour. Et surtout qu'on ne nous parle pas d'*argent* pour lui reforger la *chaîne*, lorsqu'il ne doit être question que de repos ; ce serait la négation complète du but si humanitaire et incontesté de la loi.

Et maintenant passons aux privilèges.

Et reconnaissons qu'une loi qui constitue ceux dont le détail suit, et dont surtout les principaux sont en faveur des grands contre les petits et les faibles, n'est pas une loi démocratique, qui seule a sa raison d'être sous un régime républicain.

Privilèges de la loi

1° Pour les grands établissements qui emploient un minimum de six ouvriers, et qui pour échapper à toutes les obligations, n'ont qu'à s'en adjoindre un de plus pour faire le roulement, soit un septième de frais, pendant qu'un grand nombre ne peuvent lutter qu'en les augmentant d'un tiers et la plupart en les doublant

2° Pour les mêmes établissements, dont le portage du pain est exécuté par un entrepreneur de transports qui, à la faveur de ce titre de fraude, échappe au repos le septième jour, et qui cependant est un ouvrier comme les nôtres.

3° Pour ceux qui emploient un personnel de famille.

4° Enfin pour celui qui fait son travail seul, en face d'un collègue obligé d'avoir un ouvrier, mais dont la veuve pourra être ruinée demain lorsqu'à son tour, elle ne pourra plus employer le sien le dimanche.

Et maintenant avant d'aller plus loin, j'appellerai spécialement votre attention sur un point que je tiens à préciser par des chiffres, quant au privilège que constitue l'organisation du roulement si facile pour les grands qui emploient un minimum de six ouvriers, puisqu'en général les patrons en boulangerie n'occupent en moyenne que deux ouvriers.

« Statistique de l'exercice 1908 au Syndicat de garantie du Syn-
« dicat Général de la Boulangerie Française, où 1980 patrons y
« assurent 4225 ouvriers contre les accidents du travail. Propor-
« tion moyenne par boutique 2 ouvriers 1/7. M. Godart, dans son
« rapport donne même cette proportion inférieure : 2 ouvriers 1/22.

Or, au lieu d'admettre et de préconiser un roulement qui n'est possible en général que pour les gros et les puissants, vu l'absence de l'élément ouvrier presque pour tous les autres, pourquoi ne pas obliger plutôt les patrons eux-mêmes à s'entendre tout au moins pour un roulement de fermeture de leurs magasins, et même de

fabrication, si on estime que dans tel grand centre par exemple,
la vente du pain et même du pain frais, ne peut pas être tout-à-fait
interrompue le dimanche. Voir d'ailleurs l'opinion de plusieurs boulangers de Paris dans une publication faite par M. Bourbonneux).

LE REPOS DES BOULANGÈRES

« Bien que ma proposition de fermeture des boulangeries à 8
« heures, n'ait obtenu aucun succès — ce que je reconnais de bonne
« grâce — je me crois autorisé cependant à chanter les louanges
« d'une autre réforme qui paraît devoir prendre une extension assez
« grande à Paris.

« Je veux parler de la fermeture des boulangeries, en été le
« dimanche à 1 heure de l'après-midi.

« Commencée dans le 8ᵉ arrondissement, sur l'initiative de mon
« ami et collègue au syndicat, M. Mocquart, la réforme a gagné en
« partie les 6, 7, 9, 16 et 17ᵉ arrondissements. Dans le 5ᵉ nous
« voyons également un de nos confrères du boulevard St-Germain
« imiter cet exemple, un autre au Panthéon a fermé ses portes
« le 15 à midi.

« En dehors de la recherche du bien-être dont les boulangers
« commencent à sentir la nécessité, il faut y voir une considération
« bien plus importante à mon avis.

« La réforme n'étant pas générale dans chaque quartier, certains
« boulangers, instruits de leurs intérêts bien compris, ont reconnu
« l'utilité de rester indépendants de leurs voisins plus ou moins
« intéressants.

« Que cette idée leur vienne au point de vue du prix de vente du
« pain et la boulangerie aura fait un grand pas vers l'Émancipa-
« tion.

BOURBONNEUX.

Mais bien plutôt, et en conséquence prescrire alors à la corporation toute entière par une mesure locale, des obligations de fabrication et de fermeture déterminées au préalable par les deux tiers au
moins des intéressés, afin qu'une concurrence déloyale ne soit
plus facultative à quelques égoïstes privilégiés des faveurs de la loi.

Et alors, si vous n'aviez plus un service général de pain frais, et
même à domicile le dimanche comme tous les jours de la semaine
partout où aujourd'hui on viole impunément la loi, du moins il
pourrait y en avoir pour ceux qui y tiennent le plus, et qui vou-

draient aller le chercher chez les seuls boulangers dont tour à tour les magasins seraient ouverts ; mais d'autre part en revanche on pourrait alors en avoir partout dans une certaine proportion, là où la population en est actuellement tout-à-fait privée. C'est-à-dire que pour éviter de froisser ni les intérêts ni les susceptibilités de personne, on pourrait procéder par une réglementation équitable et analogue de celle prise par MM. les pharmaciens — mais obligée, car vu l'égoïsme d'un ou deux collègues un peu partout, il ne faut pas parler d'entente amiable en boulangerie — et qui donnerait satisfaction au public par la fabrication d'une certaine quantité de pain frais le dimanche.

Et ainsi la loi pourrait être respectée, parce que les ouvriers auraient partout le repos ; parce qu'elle ne donnerait plus prétexte aux patrons de s'entr'dévorer les uns les autres, et enfin parce que le public lui-même pourrait être mieux satisfait.

Mais je répéterai bien haut et sur tous les tons, avec M. Maus, président des commerçants détaillants : « Qu'on ne nous parle pas « d'entente volontaire par profession ou par région. »

Et avec M. Luquet secrétaire du comité intersyndical ouvrier : « Qu'on n'oublie pas que le complément de la loi est l'obligation de « la fermeture le jour du repos, et que sans cette mesure qui s'im- « pose, on ne résoudra jamais les égoïstes à cesser la concurrence « déloyale qu'ils font à leurs collègues. »

Donc, je conclus qu'en dehors de cette mesure transitoire, seule pratique et équitable, il n'y a ensuite que deux moyens :

Ou dire avec M. Verberckmoès dans la séance du 4 décembre 1908 au Parlement commercial :

Article 1er. — Nul ne peut travailler ni faire travailler plus de six jours sur sept etc.

Ou alors comme je le disais moi-même à Tours au banquet de la boulangerie le 16 mars 1908 :

« Que la loi soit rapportée purement et simplement, plutôt que de « jeter la perturbation dans le commerce par l'organisation de cette « lutte inégale, où tant de commerçants honnêtes sont livrés sans « défense à l'égoïsme d'intrigants armés pour la révolte par le légis- « lateur lui-même. »

En deux mots, ou la Liberté toute entière ou un règlement équitable.

En conséquence, je propose donc au Congrès d'émettre un vœu de réforme selon le texte de l'article suivant :

En outre des prescriptions générales de la loi sur le repos hebdo-
madaire, sur lesquelles nous inviterions cependant le Législateur à
aggraver les pénalités ;

Les Municipalités, après s'être inspirées de l'avis des 2/3 au moins
des intéressés, devront à l'égard de chaque profession, — et pour la
Boulangerie en particulier, relativement à la fabrication, à la
fermeture des magasins, et à toute suppression de portage le jour du
repos, — prendre un arrêté dont les mesures seront imposées sans
exception, et sans pouvoir mettre hors de cause les intermédiaires, à
tous ceux qui procéderont à la fabrication et à la vente du pain

Suppression du travail de nuit

J'en arrive maintenant à la seconde question : suppression du
travail de nuit en boulangerie.

Sans doute, la République Française ne pouvait rester en arrière
des autres peuples ; aussi, tout en récriminant contre certaines
dispositions de nos dernières lois ouvrières, sommes-nous absolument d'accord en principe sur toutes ces réformes démocratiques
que nous ne critiquons que dans la forme. Mais, si notre intervention
s'impose, pour préciser et demander réparation de l'arbitraire que
nous subissons aux termes de la loi sur le repos hebdomadaire par
exemple, ainsi que je le disais tout à l'heure, sommes-nous
d'autant plus en droit d'insister pour empêcher d'autre part de
nouvelles fautes, qu'ensuite il faudrait s'efforcer de faire réparer
encore.

Or pénétré de ces convictions j'écrivais donc en date du
21 Janvier dernier à M. Mience la lettre suivante :

Mon Cher Président,

« En raison des déclarations faites hier par M. Viviani devant
« la Commission du travail au sujet de la proposition Godart,
« vous voudrez bien considérer qu'ainsi que je l'avais prévu un
« danger de réglementation menace sérieusement la boulan-
« gerie.

« Or j'estime qu'il est opportun d'obtenir au plus tôt une nouvelle
« audience près de la Commission du travail pour demander
« fermes les modifications que je ne proposais que subsidiairement

« dans mon rapport du 2 juin 1909 à la Chambre de Commerce de
« Poitiers.

« Veuillez agréer l'expression de mes meilleurs sentiments de
« cordialité, et l'assurance de mon dévouement tout désintéressé
« à la cause de la Boulangerie Française. »

MEUNIER.

En transmettant ma proposition aux membres du Syndicat
Général quelques jours après, mon président et ami M. Mience, la
faisait suivre de ces commentaires :

« Je ne vous cacherai pas que je ne suis guère partisan de voir le
« Syndicat Général prendre cette initiative dangereuse, et qu'il me
« paraît que nous devons nous maintenir sur le terrain que nous
« avons adopté jusqu'à présent » Opposition catégorique.

Il ne faut pas être grand clerc pour voir réapparaître dans les
quelques lignes qui précèdent ; la politique des miracles ou du
tout ou rien, que j'ai déjà signalée.

Dans tous les cas, il y a une initiative dangereuse ; ou prise par
moi, ou maintenue par le Syndicat Général et sur laquelle le
Congrès doit se prononcer.

Il ne s'agit donc pas dans la discussion actuelle, de se prononcer
sur le vote intégral de la proposition Godart, sur lequel nous
sommes en grande majorité d'accord à demander le rejet.

Il s'agit de juger, si devant votre intransigeance, devant la
fameuse opposition catégorique, nous avons des chances de voir
le parlement adopter nos desideratas, ou si nous courons le danger de
voir la Chambre suivre plutôt le texte arrêté par la Commission du
Travail, auquel M. le Ministre a promis l'appui sans réserve du
Gouvernement.

Le projet Godart sera donc soutenu par le Gouvernement avec
l'appui de la droite et de l'extrême-gauche, et d'une proportion du
centre, que personne ne peut guère préciser, mais dont on peut
trouver quelques indications dans la lettre suivante adressée à
M. Goéry, président du Syndicat de Remiremont, par M. Flayelle,
député.

CHAMBRE
DES
DÉPUTÉS

Remiremont, le 22 avril 1910.

Monsieur le Président,

« Je regrette d'avoir tardé à répondre à votre lettre relative à la
« proposition de loi Godart, tendant à la suppression du travail de
« nuit dans la Boulangerie.

« Il est des cas où une restriction de la liberté du travail s'impose
« comme une nécessité sociale ; il en est ainsi, notamment, de la
« limitation des heures de travail dans les ateliers mixtes, etc., etc.

« En ce qui concerne le travail dans la Boulangerie, la situation
« est tout à fait différente dans les grandes villes et dans les autres ;
« dans les grandes villes, le travail des garçons boulangers commen-
« çant à sept ou huit heures du soir, empêche pour eux toute vie
« de famille et tout repos normal ; ils se plaignent très vivement de
« ce qu'ils considèrent comme un abus et il est impossible de ne pas
« tenir compte de leurs protestations.

« Mais je reconnais avec vous que lorsque le travail commence
« seulement vers deux heures du matin, les mêmes raisons d'inter-
« diction n'existent plus.

« Je serais donc disposé à adopter une solution intermédiaire qui
« rendrait impossible l'abus que je viens de signaler, mais qui, en
« même temps, laisserait subsister la liberté dans la très grande
« majorité des cas que vous visez et, notamment, en ce qui concerne
« la situation de la Boulangerie dans notre arrondissement.

« Veuillez agréer, Monsieur le Président, l'assurance de mes
« sentiments distingués et dévoués.

Maurice Flayelle.

Voilà donc ce qu'on peut préjuger du vote de la Chambre.

Examinons maintenant les conséquences des modifications que je
propose, et qui se résument par l'heure du commencement du
travail à minuit.

A la lecture de la lettre de M. Flayelle, député de Remiremont,
ma pensée s'affermit encore de plus en plus dans cette idée dont la

solution semble la seule qui permettrait au corps patronal de vivre sans froissements, de même que sans difficultés à servir la clientèle ; et qui, en même temps qu'elle changerait la situation de l'ouvrier avec avantage, refrénerait les abus de tous les intrigants, qui peu à peu, par voie de conséquence, ont conduit le personnel à cette situation de paria, que le législateur a le devoir d'atténuer, mais non pas de changer pour une bien pire encore, que serait la pratique du projet Godart, ainsi que je vais l'exposer aussi succintement que possible.

L'appat du gain entraînant les ouvriers après comme avant à exécuter une somme de travail considérable, ils rentreront toujours chez eux bien plus exténués encore par leur travail de jour en raison de la température plus élevée qu'ils auront à supporter, qu'en l'exécutant la nuit ou dans la matinée.

Puis en vue de la vie de famille :

Partis le matin entre 4 et 5 heures sans avoir vu personne des leurs — rentrant en hâte dans l'après-midi pour prendre quelques heures de repos, ne pouvant les voir encore, et toujours en hâte les quittant de nouveau pour cuire une ou deux fournées de 4 à 9 heures du soir partout où l'obligation d'un service de première heure le lendemain matin imposera cette précaution — leur retour de 9 à 10 heures du soir leur permettra bien moins encore cette vie de famille à laquelle il est juste d'attacher un si grand prix.

Lorsqu'avec l'interdiction du travail de 8 ou 9 heures du soir à minuit, et l'observation de la loi sur le repos hebdomaire, révisée par l'extinction de tous les privilèges, la vie de famille réapparaît dans toute la mesure du possible, en même temps que la facilité pour les patrons de satisfaire leur clientèle.

Sans doute, que les grosses boulangeries qui, dans les grandes villes, veulent être dès le matin dans tous les quartiers à la fois, seront peut-être un peu gênées dans cette voie d'extension à supprimer les petits établissements, parce que ce retard de commencement localisera étroitement la clientèle, à la première heure, le matin autour de chaque boutique ; mais n'est-ce pas de la bonne démocratie que de protéger les faibles, c'est-à-dire encore les ouvriers, en favorisant l'accès au petit patronat devenu plus prospère et conséquemment plus nombreux.

Car, s'il est juste de retenir les observations de tous les employeurs, ce qu'il y aurait de plus juste encore c'est que la situation des petits, qui sont l'immense majorité, et dont *vous êtes les manda-*

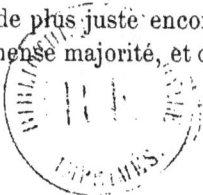

taires, messieurs les Délégués, est surtout celle qui — sans négliger la situation des autres — doit frapper le plus votre attention comme celle du législateur.

Et maintenant au sujet des exigences de la clientèle. Qu'on ne nous parle que d'un service normal, et non pas de ce qu'il y a de capricieux et de ridicule comme ceux à domicile à 4 ou 5 heures du matin, qui ont été bien plutôt suscités par le boulanger que demandés par le public.

N'est-ce pas d'ailleurs un mauvais argument, que de toujours exagérer et mettre en avant les exigences de la clientèle qui en général, comme dans l'application de la loi sur le repos hebdomadaire a été bien mieux disposée à accepter les conséquences de cette réforme que l'intrigant fournisseur qui récrimine toujours, et qui en même temps a trouvé là, et de suite encore un nouveau moyen de faire en fraude la concurrence à ses confrères respectueux des lois.

Maintenant, mes chers collègues, je crois qu'il est inutile d'étendre davantage la discussion ; car, puisque nous sommes d'accord pour rejeter le projet Godard, il ne nous servirait à rien de le suivre dans son rapport pour réfuter les uns après les autres la plupart des griefs qu'il impute à la boulangerie ; et parmi lesquels on comprend mal que la crédulité d'un homme sérieux se soit laissée prendre pour venir naïvement exposer, par exemple : que l'existence de certains fournils, les gloriettes de Toulon, et même de pires à Paris d'une saleté repoussante, est subordonnée ou non à la supression du travail de nuit en boulangerie, comme si les lois d'hygiène avaient besoin d'être complétées par la proposition Godart.

Inutile d'ailleurs que M. Godart s'en mêle, car toute la bonne boulangerie qui répudie de tels procédés, serait heureuse au contraire que l'activité des inspecteurs la débarasse de ces exceptions répugnantes, s'il est donc vrai qu'il en existe, ce dont on nous permettra bien de douter.

Or, pour conclure j'en appelle donc à la sincérité de vos convictions et à vos sentiments de libéralisme envers nos ouvriers, de même que dans l'intérêt de la boulangerie, aux salutaires réflexions que doit vous inspirer le danger de voir voter les mesures draconiennes de la proposition Godart, pour vous demander de vous rallier à la mienne.

En conséquence, je propose donc au Congrès d'admettre le vœu suivant :

Considérant qu'une réglementation s'impose au sujet du travail de nuit pour la fabrication du pain et de la pâtisserie ; mais qu'elle serait excessive dans le sens intégral de la proposition de Mrs *Godart, Bender, Dumont, Fort et Colliard, le Congrès de la Boulangerie Française, émet le vœu de la prise en considération des modifications suivantes :*

ARTICLE PREMIER

La fabrication du pain et de la pâtisserie est interdite entre neuf heures du soir et minuit.

Cette interdiction s'applique à tous les travaux qui directement ou indirectement concourent à la fabrication du pain et de la pâtisserie, ainsi qu'à la vente et au portage.

A l'occasion du repos collectif, et conséquemment du surcroît de travail la veille du jour de repos, cette interdiction sera levée, mais seulement pour commencer le travail de fabrication dans la soirée de *avant-veille.*

PROPOSITION DE LOI

Tendant à interdire le travail de nuit en Boulangerie

PAR

MM. Justin GODART, BENDER, DUMONT, FORT et COLLIART

ARTICLE PREMIER

La fabrication du pain et de la pâtisserie est interdite la nuit, c'est-à-dire entre neuf heures du soir et cinq heures du matin.

Cette interdiction s'applique à tous les travaux qui, directement ou indirectement, concourent à la fabrication du pain et de la pâtisserie.

ARTICLE II

Les établissements, quelle que soit leur importance, et le nombre des ouvriers employés, dans lesquels se fabriquent le pain et la pâtisserie, sont soumis aux lois du 9 septembre 1848 et du 2 novembre 1892, modifiées l'une et l'autre par la loi du 20 mars 1900 et à la loi du 12 juin 1893.

Les inspecteurs du travail et les officiers de police judiciaire sont chargés d'assurer l'exécution de la présente loi.

ARTICLE III

Les patrons qui ont, soit eux-mêmes, soit par l'emploi d'ouvriers contrevenu aux dispositions de la présente loi ou des réglements rendus pour son exécution, sont poursuivis conformément aux articles 26, 27, 28 et 29 de la loi du 2 novembre 1892. Les pénalités prévues par ces articles leur sont applicables.

En cas de récidive, le contrevenant est, en outre, déchu pour 5 ans du droit d'éligibilité au Conseil de prud'hommes, au Tribunal de commerce, à la Chambre de commerce et au Conseil supérieur du travail.

Il ne peut durant le même laps de temps, recevoir aucune distinction honorifique.

ARTICLE IV

La présente loi n'entrera en vigueur que six mois après la date de sa promulgation.

Dans les trois mois qui précéderont la mise en vigueur de la présente loi, le Journal officiel la publiera le premier de chaque mois avec un avertissement rappelant la date de sa prochaine exécution.

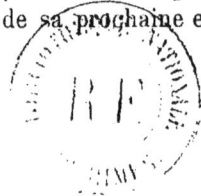

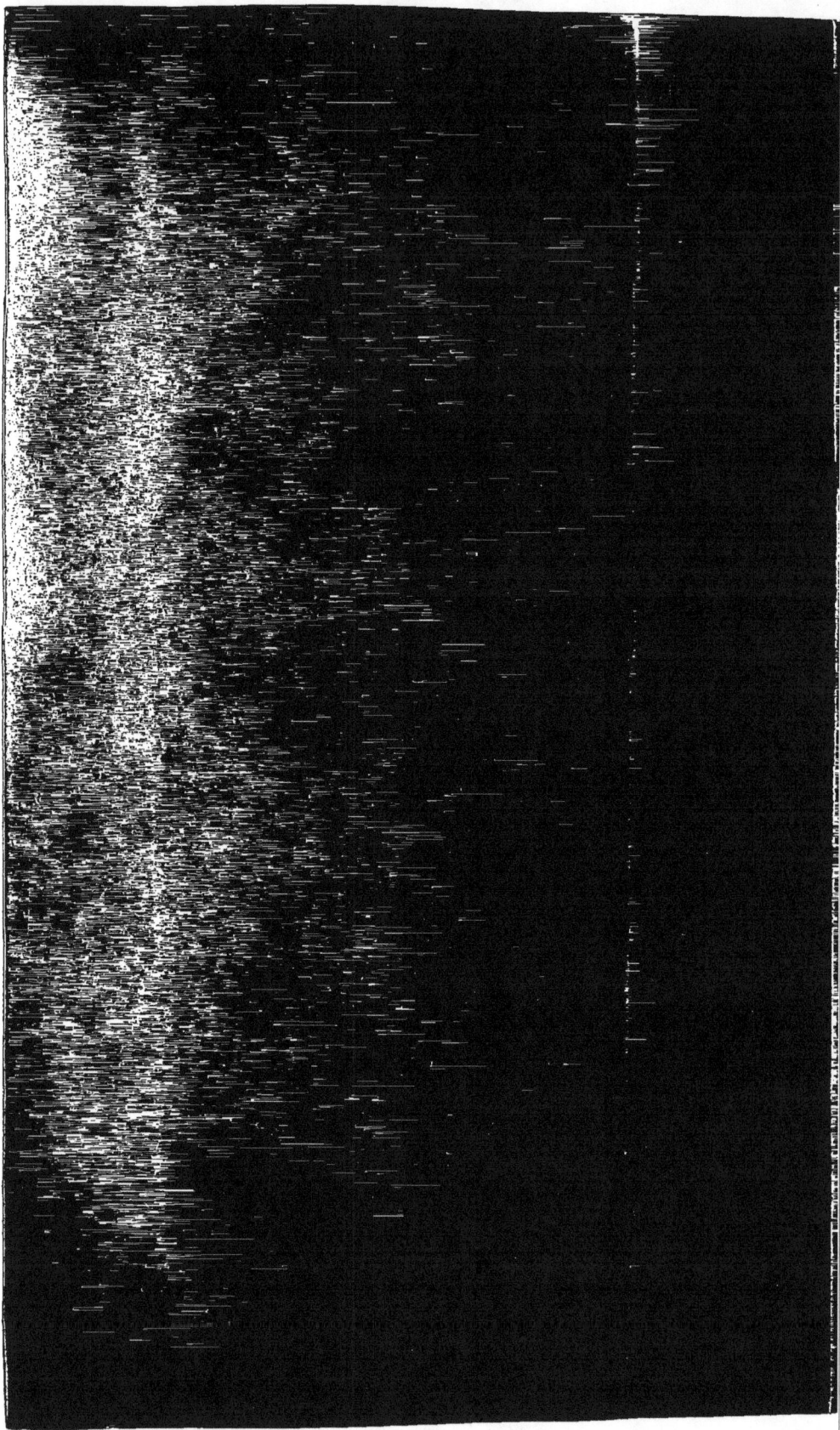

www.ingramcontent.com/pod-product-compliance
Lightning Source LLC
Chambersburg PA
CBHW070221200326
41520CB00018B/5732